CB030224

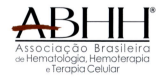

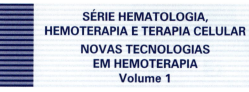

SÉRIE HEMATOLOGIA,
HEMOTERAPIA E TERAPIA CELULAR

NOVAS TECNOLOGIAS
EM HEMOTERAPIA
Volume 1

OUTROS TÍTULOS DE INTERESSE HEMATOLOGIA CLÍNICA E HEMOTERAPIA

- A Ciência e a Arte de Ler Artigos Cientificos – Braulio Luna Filho
- A Didática Humanista de um Professor de Medicina – Decourt
- A Questão Ética e a Saúde Humana – Segre
- A Saúde Brasileira Pode Dar Certo – Lottenberg
- A Vida por um Fio e por Inteiro – Elias Knobel
- Artigo Científico - do Desafio à Conquista - Enfoque em Testes e Outros Trabalhos Acadêmicos – Victoria Secaf
- As Lembranças que não se Apagam – Wilson Luiz Sanvito
- Células-tronco – Zago
- Coluna: Ponto e Vírgula 7ª ed. – Goldenberg
- Como Ter Sucesso na Profissão Médica - Manual de Sobrevivência 4ª ed. – Mário Emmanuel Novais
- Cuidados Paliativos – Diretrizes, Humanização e Alívio de Sintomas – Franklin Santana
- Dicionário de Ciências Biológicas e Biomédicas – Vilela Ferraz
- Dicionário Médico Ilustrado Inglês-Português – Alves
- Epidemiologia 2ª ed. – Medronho
- Gestão Estratégica de Clínicas e Hospitais – Adriana Maria André
- Guia de Consultório - Atendimento e Administração – Carvalho Argolo
- Hematologia - Fundamentos e Prática – Zago
- Hematologia e Hemoterapia - Fundamentos de Morfologia, Fisiologia, Patologia e Clínica – Therezinha Verrastro
- Hematologia para o Pediatra – SPSP Braga
- Hemoterapia - Fundamentos e Prática – Bordin e Covas
- Imunologia Clínica – Júlio Cesar Voltarelli
- Interpretação Clínica do Hemograma – Grotto
- Manual de Medicina Transfusional – Dimas Tadeu Covas
- Manual do Clínico para o Médico Residente – Atala – UNIFESP
- Medicina: Olhando para o Futuro – Protásio Lemos da Luz
- Medicina, Saúde e Sociedade – Jatene
- Memórias Agudas e Crônicas de uma UTI – Knobel
- Nem só de Ciência se Faz a Cura 2ª ed. – Protásio da Luz
- O Que Você Precisa Saber sobre o Sistema Único de Saúde – APM-SUS
- Politica Públicas de Saúde Interação dos Atores Sociais – Lopes
- Prescrição de Medicamentos em Enfermaria – Brandão Neto
- Terapias Avançadas - Células-tronco – Morales
- Transplante de Células-tronco Hematopoéticas – Júlio Cesar Voltarelli
- Um Guia para o Leitor de Artigos Científicos na Área da Saúde – Marcopito Santos

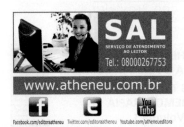

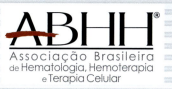

SÉRIE HEMATOLOGIA, HEMOTERAPIA E TERAPIA CELULAR
NOVAS TECNOLOGIAS EM HEMOTERAPIA

Volume 1

EDITOR DA SÉRIE

Dimas Tadeu Covas

EDITORES DO VOLUME

Dimas Tadeu Covas

Dante Mário Langhi Júnior

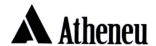

EDITORA ATHENEU

São Paulo —	Rua Jesuíno Pascoal, 30 Tel.: (11) 2858-8750 Fax: (11) 2858-8766 E-mail: atheneu@atheneu.com.br
Rio de Janeiro —	Rua Bambina, 74 Tel.: (21)3094-1295 Fax: (21)3094-1284 E-mail: atheneu@atheneu.com.br
Belo Horizonte —	Rua Domingos Vieira, 319 — conj. 1.104

CAPA: Equipe Atheneu
PRODUÇÃO EDITORIAL: MWS Design

Dados Internacionais de Catalogação na Publicação (CIP)
(Câmara Brasileira do Livro, SP, Brasil)

Novas tecnologias em hemoterapia / editores Dimas Tadeu Covas, Dante Mário Langhi Júnior. -- São Paulo : Editora Atheneu, 2016. -- (Série hematologia, hemoterapia e terapia celular ; v. 1 / editor Dimas Tadeu Covas)

Vários colaboradores.
Bibliografia.
ISBN 978-85-388-0695-0

1. Hematologia 2. Hemoterapia 3. Sangue - Transfusão 4. Terapia celular I. Covas, Dimas Tadeu. II. Langhi Júnior, Dante Mário. III. Série.

16-01358
CDD-615.39
NLM-WH 100

Índices para catálogo sistemático:
1. Hemoterapia :   Medicina   615.39

COVAS D.T.
Série Hematologia, Hemoterapia e Terapia Celular – Volume 1 – Novas Tecnologias em Hemoterapia

©Direitos reservados à EDITORA ATHENEU – São Paulo, Rio de Janeiro, Belo Horizonte, 2016.

Editor da Série

Dimas Tadeu Covas
Professor Titular do Departamento de Clínica Médica – Divisão de Hematologia e Hemoterapia da Faculdade de Medicina de Ribeirão Preto da Universidade de São Paulo. Diretor Presidente da Associação Brasileira de Hematologia, Hemoterapia e Terapia Celular.

Editores do Volume

Dimas Tadeu Covas
Professor Titular do Departamento de Clínica Médica – Divisão de Hematologia e Hemoterapia da Faculdade de Medicina de Ribeirão Preto da Universidade de São Paulo. Diretor Presidente da Associação Brasileira de Hematologia, Hemoterapia e Terapia Celular.

Dante Mário Langhi Júnior
Professor Adjunto da Faculdade de Ciências Médicas da Santa Casa de Misericórdia de São Paulo. Ex-presidente da Sociedade Brasileira de Hematologia e Hemoterapia.

Colaboradores

Alfredo Mendrone Jr
Diretor Técnico Cientifico da Fundação Pró-Sangue Hemocentro de São Paulo.

Antonio Fabron Jr
Professor Doutor da Disciplina de Hematologia da Faculdade de Medicina de Marília – FAMEMA.

Carla Luana Dinardo
Médica Hematologista e Hemoterapeuta pela Faculdade de Medicina da Universidade de São Paulo – FMUSP. Chefe da Divisão de Imunohematologia da Fundação Pró-Sangue/Hemocentro de São Paulo. Médica Pesquisadora do Laboratório de Genética e Cardiologia Molecular do Instituto do Coração do Hospital das Clínicas da Faculdade de Medicina da Universidade de São Paulo – InCor-HC-FMUSP.

Eugênia Maria Amorim Ubiali
Médica Hematologista e Hemoterapeuta. Mestre em Ciências Médicas pela Faculdade de Medicina de Ribeirão Preto da Universidade de São Paulo. Coordenadora Médica do Hemocentro de Ribeirão Preto.

José Eduardo Levi
Departamento de Biologia Molecular, Fundação Pró-Sangue/Hemocentro de São Paulo e Serviço de Hemoterapia e Terapia Celular do Hospital Israelita Albert Einstein.

José Francisco Comenalli Marques Jr
Médico pela Faculdade de Medicina de Botucatu – Unesp. Residência Médica em Hematologia e Hemoterapia na Faculdade de Medicina de Botucatu – Unesp. Mestrado em Clínica Médica – Área de Hematologia e Hemoterapia pela Universidade Estadual de Campinas – Unicamp. Doutorado em Medicina Interna – Área de Hematologia, Hemoterapia e Transplante de Medula Óssea pela Unicamp. Médico Supervisor da Unidade de Aféreses do Hemocentro da Unicamp. Diretor Presidente do Centro de Hemoterapia Celular em Medicina em Campinas, SP.

José Orlando Bordin
Professor Titular da Disciplina de Hematologia e Hemoterapia da Universidade Federal de São Paulo – Unifesp.

Lilian Castilho
Mestre em Imunologia e Doutora em Ciências com Pós-doutorado em Biologia Molecular de Grupos Sanguíneos. Professora e Pesquisadora do Hemocentro da Universidade Estadual de Campinas – Unicamp.

Lydia Blanco
Centro de Hemoterapia y Hemodonación de Castilla y León.

Simone Kashima Haddad
Mestre e Doutora pela Faculdade de Medicina de Ribeirão Preto da Universidade de São Paulo. Pesquisadora da Fundação Hemocentro de Ribeirão Preto.

Apresentação da Série

Temos a satisfação de apresentar ao público leitor o primeiro volume da Série Hematologia, Hemoterapia e Terapia Celular da Associação Brasileira de Hematologia, Hemoterapia e Terapia Celular (ABHH).

O objetivo principal desta publicação periódica que agora se inicia é oferecer aos profissionais das áreas indicadas conhecimento atualizado sobre assuntos controversos da prática científica e profissional relacionada.

A sistemática de elaboração dos volumes obedece aos princípios da melhor evidência e do consenso especializado, consubstanciado como recomendação da ABHH para a melhor prática profissional. Em geral, esse processo se segue à realização de um simpósio aberto ao público e ministrado por especialistas reconhecidos na área do tema abordado.

Esperamos que a publicação ofereça, em tempo oportuno, a opinião especializada que possa pautar tanto a atuação dos profissionais ligados à ABHH, como também orientar gestores públicos no processo de implementação de novos procedimentos, tecnologias e políticas.

As opiniões expostas nos volumes da Série serão sempre elaboradas, como norma, pelos especialistas reunidos nos diversos Comitês Científicos da ABHH.

Esperamos que esta Série seja instrumento útil para nossos associados e para o público interessado.

Dimas Tadeu Covas
Presidente da ABHH

Apresentação do Volume

Como em toda prática médica, a Hemoterapia e Terapia Celular têm apresentado evolução significativa ao longo dos últimos anos.

Os avanços técnicos e científicos alcançados recentemente na área da Hemoterapia transformaram uma especialidade, até há pouco tempo considerada de "risco", em uma especialidade de extrema importância no tratamento de ampla gama de pacientes.

Os novos conceitos da Terapia Celular agregaram perspectivas absolutamente inovadoras e promissoras à prática hemoterápica e médica em geral.

O volume *Novas Tecnologias em Hemoterapia* da Série Hematologia, Hemoterapia e Terapia Celular, da Associação Brasileira de Hematologia, Hemoterapia e Terapia Celular (ABHH) contribui de forma expressiva na atualização dos profissionais que praticam a hemoterapia.

Este volume inicial aborda temas relevantes, com enfoques técnicos e científicos atuais. A sua elaboração teve a colaboração de profissionais com amplo conhecimento e experiência nos assuntos abordados.

Novos volumes deverão ser elaborados em breve, dando continuidade a essa importante iniciativa da ABHH.

Dante Langhi
Dimas Tadeu Covas

Sumário

Apresentação da Série
Dimas Tadeu Covas

Apresentação do Volume
Dante Langhi
Dimas Tadeu Covas

1. **Inativação de Patógenos em Componentes Sanguíneos Lábeis** 1
   Lydia Blanco
   Alfredo Mendrone Junior

2. **Leucorredução Universal** 15
   Antonio Fabron Jr
   Eugênia Maria Amorim Ubiali
   José Orlando Bordin

3. **Infecções Emergentes** 29
   José Eduardo Levi

4. **Novas Técnicas Moleculares em Imuno-Hematologia** 43
   Carla Luana Dinardo
   Lilian Castilho

5. **Púrpura Trombocitopênica Trombótica: Classificação, Diagnóstico, Tratamento e Futuras Investigações** 59
   Alfredo Mendrone Jr
   José Francisco Comenalli Marques Junior

6. **Infecções Emergentes – Vírus Zika** 85
   Simone Kashima Haddad

| Capítulo 1 |

Inativação de Patógenos em Componentes Sanguíneos Lábeis

Lydia Blanco
Alfredo Mendrone Junior

INTRODUÇÃO

Embora o risco de transmissão de agentes infecciosos por meio da transfusão tenha sido reduzido consideravelmente nos últimos anos, esse risco ainda persiste.

Entre as medidas que têm colaborado para essa diminuição do risco transfusional, podemos incluir a melhoria dos critérios clínicos e epidemiológicos aplicados na triagem e na aprovação de doadores de sangue; os métodos de desinfecção cutânea aplicados no local da punção venosa; o uso de bolsas de coleta apropriadas que permite desvio dos primeiros mililitros de sangue doado para uma pequena bolsa satélite; a introdução do teste NAT (*Nucleic Acid Test*), que diminuiu a janela imunológica para alguns patógenos avaliados e a introdução na rotina de testes adicionais para patógenos emergentes[1]. No entanto, ainda há problemas que clamam por soluções:

- **Persistência de risco residual** de transmissão de HIV e dos vírus da hepatites B e C pelas transfusões. De acordo com um estudo realizado por Alvarez do Barrio e cols.[2] na Espanha no ano de 2005, a incidência (por 100.000 pessoas/ano, com um intervalo de confiança de 95%) dessas doenças na população de doadores de sangue foi de:
  - HBV: 6,05 (2,22-13,19);
  - HIV: 4,11 (2,40-6,58);
  - HCV: 2,18 (1,00-4,14).

Sendo que o risco residual transfusional por milhão de doações (95% CI) foi de:

- HIV: 2,48 (0,39 - 6,85);
- HBV: 9,78 (2,25 - 31,44);
- HCV: 3,94 (1,04 -10,66).

Ou seja, apesar de baixo, mesmo após a introdução do NAT, o risco residual de transmissão de HIV e hepatites pelas transfusões não foi eliminado.

- **Risco de contaminação bacteriana dos componentes sanguíneos**: de acordo com os relatos da hemovigilância da Espanha[3] entre os anos de 2007 e 2012, foram reportados 48 casos de suspeita de contaminação bacteriana com um alto grau de imputabilidade e três casos de óbito em decorrência da transfusão de componentes contaminados.

  No Brasil, de acordo com dados publicados no boletim de hemovigilância nº 6 de 2014 do Ministério da Saúde[4], durante o período de 2007 a 2013, a contaminação bacteriana representou em média 0,22% das reações transfusionais agudas reportadas e foram noticiados dois óbitos em decorrência de contaminação bacteriana de hemocomponentes.

- **Surgimento de novos problemas com patógenos habituais:** nos últimos anos, observa-se um aumento considerável de casos de infecção pelo vírus HIV e sífilis, particularmente na população de homens que fazem sexo com homens, o surgimento de variantes do vírus B da hepatite como consequência das correntes migratórias e casos de hepatite B oculta (HBO) demonstrados após a introdução da metodologia do NAT na triagem do vírus da hepatite B.

- **Patógenos emergentes**, como o Vírus do Oeste do Nilo, Vírus Chikungunya, Virus da Dengue, do Zika Vírus e da Febre Q, entre outros que podem se propagar com rapidez por meio de através de viajantes ou pela imigração. Também podem ser transmitidos pelas transfusões.

Essas situações são comuns a muitos países e requerem ações urgentes, como:

- Realizar os testes obrigatórios pela legislação vigente do país e assumir o risco possível de transmissão de patógenos pelas transfusões, sabendo que esse risco é baixo e que qualquer medida terapêutica não está isenta de complicações;

- Incluir imediatamente todos os testes acessíveis no mercado para analisar todas as doações para todos os patógenos potencialmente transmissíveis;

- Esperar a ocorrência de uma nova epidemia ou o surgimento de um novo patógeno e, então, discutir as medidas a serem implantadas para diminuir o impacto em termos de risco transfusional;
- Implantar técnicas de redução/inativação de patógenos como complemento aos testes obrigatórios ou recomendados na legislação vigente.

A decisão de implantar uma tecnologia de redução de patógenos em componentes sanguíneos lábeis tem um custo importante em termos de insumos, equipamentos e recursos humanos e deve ser acompanhada de uma série de estudos que garantam, minimamente, os seguintes pontos:

- Que a técnica seja eficaz frente aos patógenos que são encontrados em nosso meio, o que torna imprescindível conhecer as taxas de incidência de infecções transmissíveis pelas transfusões em cada país;
- Que a presença de substâncias químicas adicionadas ao componente sanguíneo para produzir a redução de patógenos não produza toxicidade nem desenvolva problemas mutagênicos futuros no receptor;
- Que o método não diminua, ou diminua em limites aceitáveis, o rendimento final do produto e sua eficácia.
- Que não exista interferência na funcionalidade das células sanguíneas e demais componentes com atividade terapêutica;
- Que o custo da nova tecnologia possa ser justificado considerando a equação risco/benefício e que o sistema tenha condições de assumi-lo sem prejuízo de outras medidas já vigentes.

MÉTODOS DE INATIVAÇÃO

As tecnologias de redução de patógenos atualmente disponíveis são[5]:

- Amotosalem + luz UVA para plasma e plaquetas (Intercept®, Cerus) com marca classe III* da Comunidade Europeia (CE);
- Riboflavina + luz UV para plasma e plaquetas (Mirasol®, Terumo) com marca Classe IIB* da Comunidade Europeia (CE);
- Azul de metileno + luz visível para plasma (Theraflex®, Macopharma, Grifols), com marca Classe III* da Comunidade Europeia (CE);
- Outros métodos como solvente-detergente (SD) para plasma; luz UVC para plaquetas; os métodos S-303 e Riboflavina + luz UV para hemácias ou os métodos de inativação para sangue total ainda se encontram em estudo ou não são comercializados[6].

A marca CE é um indicativo de conformidade obrigatória para produtos comercializados no Espaço Econômico Europeu. Essa marca indica que um produto atende à legislação da União Europeia em requisitos como segurança, higiene e proteção ambiental estando, assim, credenciado a circular por todo o Espaço Econômico Europeu. A classificação CE dos dispositivos médicos acarreta diferentes procedimentos de avaliação e definições de conformidade. Assim, os dispositivos Classe IIb são "dispositivos médicos de alto risco sujeitos a controles especiais no projeto e fabricação, a fim de demonstrar sua segurança e efetividade"; os dispositivos Classe III "são dispositivos de risco muito alto sujeitos a controles especiais destinados a manter ou proteger a vida; para uso de importância substancial na prevenção da deterioração da saúde humana, ou se seu uso representa um risco potencial de enfermidade ou lesão". A importância de incluir um dispositivo em uma ou outra classe se deve ao número e aos tipos de estudos, fundamentalmente clínicos, necessários.

Amotosalem + luz UVA

Os psoralenos são pequenas moléculas que penetram nas células através da membrana celular e se intercalam entre as bases do ácido nucleico. A irradiação UVA (300-400 nm durante poucos minutos) produz ligações irreversíveis entre os psoralenos e as bases pirimidínicas dos ácidos nucleicos e promove uma fotodegradação destes compostos (Figura 1.1). Os resíduos de psoralenos são removidos subsequentemente por incubação com um dicer absorvente por 4 a 6 horas. O Amotosalem S 59 tem se mostrado útil na redução de patógenos em plasma e plaquetas.

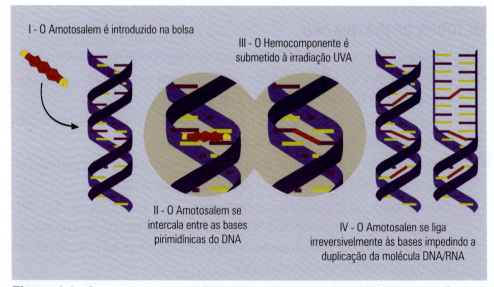

Figura 1.1 – Representação esquemática do mecanismo de ação da inativação pelo método de amotosalem + irradiação UVA.

Riboflavina + luz UV

A riboflavina (vitamina B2) se intercala entre as hélices do DNA. A iluminação UV posterior à sua adesão provoca a oxidação da guanina e a formação de ligações covalentes. São produzidos radicais livres com transferência de elétrons que têm um efeito tóxico sobre os ácidos nucleicos.

A riboflavina é um composto natural sem toxicidade. A Figura 1.2 apresenta a fórmula da riboflavina.

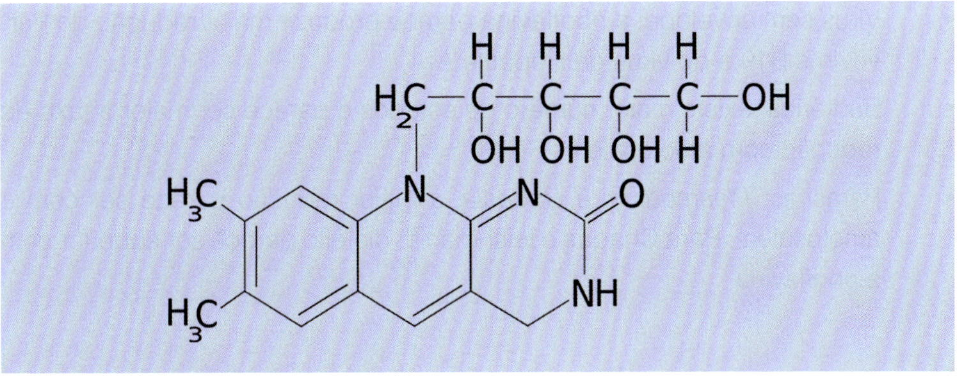

Figura 1.2 – Fórmula da riboflavina.

Azul de metileno + luz visível

O azul de metileno é um corante com marcada afinidade pelos ácidos nucleicos e pelos lipopolissacarídeos das paredes dos vírus e bactérias. Quando submetido à iluminação com luz visível o azul de metileno catalisa a formação de radicais de oxigênio (superóxido, peróxido de hidrogênio e hidróxido), os quais destroem os ácidos nucleicos.

Os radicais de oxigênio são rapidamente neutralizados pelas enzimas citoplasmáticas, por isso o azul de metileno tem capacidade reduzida de eliminar patógenos intracelulares e também é pouco efetivo contra bactérias e protozoários.

EFICÁCIA DA INATIVAÇÃO

Em geral, os métodos de inativação de patógenos são mais eficazes contra vírus envelopados, bactérias e parasitas, e menos eficazes contra vírus não envelopados, esporos e príons. Outros efeitos benéficos dos métodos de inativação incluem a prevenção da doença do enxerto contra o hospedeiro pós-transfusional, a eliminação da transmissão do citomegalovírus (CMV) e a redução de reações febris não hemolíticas.

Diversos estudos realizados em laboratórios demonstraram em modelos animais a capacidade dos métodos de inativação em reduzir a carga inicial dos diversos patógenos.

A análise da literatura dos diferentes métodos revela:

- Existe maior número de estudos sobre redução de patógenos com amotosalem do que com azul de metileno e riboflavina.
- Para HIV, HBV e HCV e outros vírus com envelope lipídico, o porcentual de redução poderia ser maior com o amotosalem.
- Vírus sem envelope: a riboflavina parece produzir maior redução do Parvovírus B19 e do vírus da Hepatite A.
- Bactérias: existe maior número de estudos e parece ser maior a taxa de redução com amotosalem.
- Parasitas: *Plasmodium* e *Babesia*: a maior redução parece ser com o amotosalem. Para Chagas e leishmania: o efeito parece ser superior com a riboflavina.

ESTUDOS DE TOXICIDADE

Uma vez que os métodos de inativação de patógenos envolvem a adição de substâncias aos hemocomponentes que posteriormente serão transfundidos aos pacientes, há que se assegurar que essas substâncias ou seus metabólitos não causarão efeitos adversos aos receptores em curto e médio prazo, nem efeitos mutagênicos em longo prazo. É fundamental comprovar sua segurança biológica antes de seu uso nos pacientes.

O azul de metileno tem um potencial carcinogênico e teratogênico, embora a irradiação seja capaz de diminuir esses efeitos não desejados. O perfil toxicológico agudo do azul de metileno também é bastante conhecido. O azul de metileno pode produzir anemia hemolítica por corpúsculos de Heinz e dermatite fototóxica e os recém-nascidos são especialmente vulneráveis aos efeitos desse corante. Ocasionalmente, também foram observadas reações anafiláticas ou anafilactoides com o seu uso. Ainda que todas essas reações tenham sido reportadas, elas ocorreram apenas com doses mais elevadas do corante do que aquelas habitualmente utilizadas na transfusão.

A maior parte dos estudos relacionados com possível toxicidade em pacientes foi realizada com amotosalem em concentrado de plaquetas e plasma. As margens de toxicidade do amotosalem estão em níveis superiores a 100 vezes à dose terapêutica em episódios agudos, e em dez vezes mesmo quando administrado em doses elevadas. Não foi observado efeito carcinogênico nem genotoxicidade com esse composto. Para a fototoxicidade, as margens de segurança são um pouco inferiores (> 40 vezes), e não se tem observado a formação de neoantígenos. Embora menos estudada que o amotosalem, dados similares têm sido observados com a riboflavina[7,8].

RENDIMENTO FINAL DOS PRODUTOS INATIVADOS

A inativação dos componentes sanguíneos envolve a irradiação em distintos comprimentos de onda. Em decorrência do espectro variado de absorção da luz pelas proteínas e pelos ácidos nucleicos, a luz UVC em altas doses é capaz de causar dano aos componentes sanguíneos. Por outro lado, o impacto é progressivamente menor com UVB, UVA e luz visível.

A inativação com Azul de Metileno no plasma reduz os fatores de coagulação em porcentagens distintas[9,10]:

- Fator VIII: 10%-33%;
- Atividade do fibrinogênio: 24%-39%;
- Fator V: 4%-32%;
- Fator IX: 11%-23%;
- Fator XI: 17%-27%;
- Ocorre um prolongamento significativo do tempo de polimerização da fibrina.

O tratamento de concentrado de plaquetas com psoralenos pode induzir a mudanças na membrana e degranulação dos grânulos plaquetários. Tem sido demonstrado um aumento na expressão de CD61, CD62P e CD42b, todos marcadores de ativação plaquetária, assim como um aumento na fosfatidilserina, que é um marcador de apoptose[11].

Quando se trata plasma com psoralenos, os fatores de coagulação, como fibrinogênio, Fator V, Fator VII, Fator VIII e Fator IX, são reduzidos em 17 a 30% em relação ao nível original[12].

A inativação de concentrados de plaquetas com riboflavina aumenta a ativação plaquetária avaliada pelo aumento da expressão de p-selectina[13]. As plaquetas tratadas mostram também um aumento na atividade metabólica traduzida por um aumento na produção de lactato e consumo de glicose. Com esse composto, não tem sido demonstrado comprometimento *in vitro* da função mitocondrial.

Um estudo desenvolvido com o objetivo de avaliar a qualidade dos concentrados de plaquetas tratados com riboflavina até o sétimo dia de estoque demonstrou que, apesar das plaquetas submetidas à inativação pelo método Mirasol apresentarem um aumento do metabolismo e sinais de ativação quando comparado com os concentrados controles, esses hemocomponentes podem ser estocados até o sétimo dia com qualidade celular aceitável[14].

As unidades de plasma tratados com riboflavina também demonstraram redução discreta nos níveis de proteínas após tratamento, porém a atividade pró e anticoagulante dos hemocomponentes foi preservada[15,16].

RESULTADOS EM PACIENTES

A seguir, revisamos alguns resultados de estudos realizados em pacientes que receberam Plasma Fresco Congelado (FFP) inativado com azul de metileno e plasma colocado em quarentena em comparação com o amotosalem[5].

Mintz e cols.[17] compararam plasma de quarentena com plasma inativado com amotosalem em pacientes com coagulopatia adquirida por doença hepática e não encontraram diferença no Tempo de Protrombina (TP) e Tempo de Tromboplastina Parcial Ativado (TTPa) quando se ajustam as doses transfundidas ao peso do paciente.

Em outro estudo, Bartelmaos e cols.[18] compararam o volume de plasma transfundido em pacientes submetidos a transplante hepático, utilizando três tipos diferentes de plasma: PFC sem ter sido submetido à inativação de patógenos, PFC inativado com Azul de Metileno e PFC tratado com Solvente Detergente. O volume de PFC tratado com azul de metileno transfundido foi 14% superior aos outros. O número de unidades transfundidas de PFC com azul de metileno e com solvente detergente foi 11% e 12% superior ao plasma sem inativação, respectivamente.

Por fim, é importante mencionar dois trabalhos que comparam o uso de plasma fresco congelado sem inativação de patógenos e plasmas submetidos à inativação, no tratamento da Púrpura Trombocitopênica Trombótica. O primeiro utilizou plasma inativado com azul de metileno e o segundo utilizou plasma inativado por amotosalem[19,20]. O plasma submetido à inativação com azul de metileno foi menos efetivo do que o plasma não submetido à inativação e o plasma submetido ao amotosalem teve a mesma eficácia terapêutica.

Os estudos *in vivo* sobre a ação dos sistemas de redução de patógenos em plaquetas se concentram mais em resultados de viabilidade e funcionalidade das plaquetas no paciente.

Para os estudos de viabilidade, inicialmente foi utilizada a transfusão em voluntários sadios de plaquetas autólogas marcadas, seguida da avaliação de sobrevida e recuperação das plaquetas. Posteriormente, foram realizados estudos em pacientes trombocitopênicos a fim de determinar a viabilidade comprovada pelo incremento pós-transfusional e os intervalos entre as transfusões.

A funcionalidade pode ser avaliada *in vivo* medindo-se a correlação entre o tempo de sangramento e as contagens plaquetárias pré e pós-transfusionais, a intensidade do sangramento e as necessidades de transfusão de concentrado de hemácias. Em geral, trata-se de estudos que tentam demonstrar a não inferioridade das plaquetas tratadas em comparação com as não tratadas.

Até o momento, a maioria dos estudos foi realizada com amotosalem e irradiação UV comparando *pool* de concentrado de plaquetas ou concentrado de plaquetas obtidos por aférese, tendo como objetivo primário a avaliação do incremento plaquetário corrigido 1 e 24 horas após a transfusão (CCI 1h / 24 hs) e o efeito hemostático das transfusões[21-23].

Com a riboflavina, o maior estudo publicado foi com concentrado de plaquetas de aférese suspensas em plasma, também com o objetivo de demonstrar o CCI de uma hora.

Johansson e col.[24] realizaram um estudo prospectivo, randomizado, que comparou resultados de contagens plaquetárias e tromboelastografia pré-transfusional, 1 e 24 horas após a transfusão, em pacientes transfundidos com plaquetas não submetidas à inativação de patógenos e plaquetas submetidas à inativação por riboflavina. Os autores observaram efeitos similares na função hemostática imediatamente e após 24 horas da transfusão nos dois grupos.

Em um estudo de Cid e cols.,[25] em que foram revistos os cinco estudos controlados randomizados, os autores concluíram que, ainda que o CCI de 24 horas seja inferior com plaquetas submetidas ao sistema de inativação de patógenos quando comparado com plaquetas não tratadas, esse desfecho não se associa a diferenças no sangramento apresentado pelos pacientes.

Em resumo, os dois métodos atualmente disponíveis e utilizados para inativação de patógenos em concentrados de plaquetas, Intercept® e Mirasol®, afetam discretamente a atividade plaquetária, mas resultam em plaquetas clinicamente aceitáveis e hemostaticamente eficazes, embora com discreta redução no CCI e discreto aumento da demanda por transfusão de plaquetas[11].

DA REDUÇÃO DE PATÓGENOS

Um dos maiores problemas que são imputados aos métodos de inativação de patógenos é o seu custo, sendo este um importante fator na adoção e decisão de inativar o hemocomponente ou não.

A análise do custo/efetividade da inativação de patógenos em medicina transfusional é extremamente difícil devido à baixa frequência e complexidade dos possíveis riscos transfusionais. Em países desenvolvidos, o estudo de custo/efetividade da inativação de plaquetas em QALY é comparável ao de outras medidas adotadas para incremento da segurança transfusional. Em países com maior risco transfusional o benefício é ainda maior[26-28].

A inativação de patógenos em CP torna desnecessária a realização de outros procedimentos, como os listados a seguir, o que tem peso na análise de custo-benefício[29,30]:

- Suprimir a gama irradiação;
- Suprimir os testes microbiológicos para detecção bacteriana prévia à liberação de componentes sanguíneos;
- Estender o período de estoque de concentrado de plaquetas para sete dias e com isso diminuir o descarte desse hemocomponente por vencimento;
- Reduzir os cancelamentos cirúrgicos em hospitais.

CONCLUSÕES

Os métodos de redução de patógenos têm vantagens evidentes na minimização da transmissão de agentes infecciosos, mas também agregam consigo algumas desvantagens fundamentais relacionadas com a funcionalidade do componente e custo[31].

A utilização da metodologia de redução de patógenos em plasma está amplamente implantada na Europa. No entanto, com respeito ao uso de plaquetas inativadas, há uma série de implicações na prática clínica:

- Para os que ainda não usam a metodologia, antes de implantá-la, deve ser realizada uma revisão sistemática de sua eficácia, sobretudo com relação ao controle do sangramento pós-transfusional;
- Para os que já utilizam a metodologia de inativação de patógenos em concentrado de plaquetas na prática habitual devem realizar uma avaliação exaustiva dos efeitos adversos e de dados analíticos e clínicos pós-transfusionais.

Para o futuro, é necessário a realização de análises comparativas dos distintos métodos de inativação disponíveis, seus custos, seus resultados em pacientes, e suas capacidades de controlar complicações hemorrágicas.

Aguardamos pelos próximos resultados com o método de redução de patógenos em sangue total e concentrado de hemácias, os quais também parecem ser altamente promissores[32].

RECOMENDAÇÃO DA ABHH

Em face do conhecimento científico atual, da situação geral da hemoterapia brasileira, tanto pública como privada, dos custos atuais da tecnologia de inativação de patógenos e dos possíveis benefícios a ser alcançados, o painel concluiu que seria prematura e injustificada a implantação obrigatória da adoção da inativação de patógenos para concentrados de plaquetas e plasma no Brasil. Essa posição poderá ser alterada a qualquer momento diante de novos dados ou de novas tecnologias.

REFERÊNCIAS BIBLIOGRÁFICAS

1. Seghatchian J, de Sousa G. Pathogen-reduction systems for blood components: The current position and future trends. Transfusion and Apheresis Science 2006; 35: 189–196.
2. Alvarez do Barrio M, González Díez R, Hernández Sánchez JM, Oyonarte Gómez S. Residual risk of transfusion-transmitted viral infections in Spain, 1997-2002, and impact of nucleic acid testing. Euro Surveill. 2005 Feb; 10 (2):20-2.
3. Informe Hemovigilancia Año 2012. Unidad de Hemovigilancia. Area de Hemoterapia Subdirección General de Promoción de la Salud y Epidemiología.
4. Boletim de Hemovigilância nº 06, 2014 1ª edição. Agencia Nacional de Vigilância Sanitária, Ministério da Saúde, Brasil.
5. Seltsam A, Meuller TH. Update on the use of pathogen-reduced human plasma and platelet concentrates. British Journal of Haematology 2013; 162, 442-454.
6. Wagner SJ. Developing pathogen reduction technologies for RBC suspensions Vox Sanguinis 2011;100: 112–121.
7. Harvey et al. Research opportunities for pathogen reduction/inactivation of blood components: summary of an NHLBI workshop. Transfusion 2009; Volume 49.
8. Osselaer, et al. Universal adoption of pathogen inactivation of platelet components: impact on platelet and red blood cell component use. Transfusion 2009; Volume 49.
9. Williamson LM, Cardigan R, Prowse CV. Methylene blue treated fresh frozen plasma. What is its contribution to blood safety? Transfusion 2003; 43: 1322-9.

10. Depasse F, Sensebe L, Seghatchian J, Andreu G, Samama MM. The influence of methylene blue light treatment and methylene blue removal filter on fibrinogen activity states and fibrin polymerization indices. Transf. Apheresis Sci. 2005: 33: 63-9.
11. Solheim BG. Pathogen reduction of blood components. Transfusion and Apheresis Science 2008; 39: 75–82.
12. De Alarcon P, Benjamin R, Dugdale M, Kessler C, Shopnick R, Smith P, et al. Fresh frozen plasma prepared with amotosalen HCL (S 59) photochemical pathogen inactivation: transfusion of patients with congenital coagulation deficiencies. Transfusion 2005: 45: 1362-72.
13. Mastroianni MA, et al. Effect of Mirasol pathogen reduction technology system on in vitro quality of MCS+ apheresis platelets Transfusion and Apheresis Science 2013; 49: 285–290.
14. Castrillo A, Cardoso M, Rouse L. Treatment of Buffy Coat Platelets in Platelet Additive Solution with the Mirasol® Pathogen Reduction Technology System Transfus Med Hemother 2013; 40:44–48.
15. Balint B, Jovicic-Gojkov D, Todorovic-Balint M, Subota V, Pavlovic M, Goodrich R. Plasma constituent integrity in pre-storage vs. post-storage riboflavin and UV-light treatment - a comparative study. Transfus Apher Sci. 2013 Dec;49(3):434-9.
16. Ettinger A1, Miklauz MM, Hendrix BK, Bihm DJ, Maldonado-Codina G, Goodrich RP. Protein stability of previously frozen plasma, riboflavin and UV light-treated, refrozen and stored for up to 2 years at -30 °C. Transfus Apher Sci. 2011 Feb;44(1):25-31.
17. Mintz PD, Bass NM, Petz LD, Steadman R, Streiff M, McCullough J, Burks S, Wages D, Van Doren S, Corash L. Photochemically treated fresh frozen plasma for transfusion of patients with acquired coagulopathy of liver disease. Blood. 2006 May 1; 107(9):3753-60.
18. Bartelmaos T, Chabanel A, Léger J, Villalon L, Gillon MC, Rouget C, Gomola A, Denninger MH, Tardivel R, Naegelen C, Courtois F, Bardiaux L, Giraudeau B, Ozier Y. Plasma transfusion in liver transplantation: a randomized, double-blind, multicenter clinical comparison of three virally secured plasmas. Transfusion. 2013 Jun;53(6):1335-45.
19. Alvarez-Larrán A, et al. Methylene-blue photoinactivate plasma vs. fresh frozen plasma as replacement fluid for plasma exchange in thrombotic thrombocytopenic purpura. Vox Sang 2004; 86(4): 246-51
20. Mintz PD, Neff A, MacKenzie M, Goodnough LT, Hillyer C, Kessler C, McCrae K, Menitove JE, Skikne BS, Damon L, Lopez-Plaza I, Rouault C, Crookston KP, Benjamin RJ, George J, Lin JS, Corash L, Conlan MG. A randomized, controlled Phase III trial of therapeutic plasma exchange with fresh-frozen plasma (FFP) prepared with amotosalen and ultraviolet A light compared to untreated FFP in thrombotic thrombocytopenic purpura. Transfusion. 2006 Oct;46(10):1693-704.

21. Snyder E, McCullough J, Slichter SJ, Strauss RG, Lopez-Plaza I, Lin JS, Corash L, Conlan MG; Sprint Study Group. Clinical safety of platelets photochemically treated with amotosalen HCl and ultraviolet A light for pathogen inactivation: the sprint trial. Transfusion. 2005 Dec;45(12):1864-75.
22. van Rhenen D, Gulliksson H, Cazenave JP, Pamphilon D, Ljungman P, Klüter H, Vermeij H, Kappers-Klunne M, de Greef G, Laforet M, Lioure B, Davis K, Marblie S, Mayaudon V, Flament J, Conlan M, Lin L, Metzel P, Buchholz D, Corash L; euroSPRITE trial. Transfusion of pooled buffy coat platelet components prepared with photochemical pathogen inactivation treatment: the euroSPRITE trial. Blood. 2003 Mar 15;101(6):2426-33.
23. L. Infanti, et al. Pathogen-inactivation of platelet components with the Intercept Blood System™: A cohort study. Transfusion and Apheresis Science 2011; 45: 175–181.
24. Johansson, et al. A pilot study to assess the hemostatic function of pathogen-reduced platelets in patients with thrombocytopenia. Transfusion 2013; 53 (9): 2043-52.
25. Cid J, Escolar G & Lozano M. Therapeutic efficacy of platelet components treated with amotosalen and ultraviolet A pathogen inactivation method: results of a meta-analysis of randomized controlled trials. Vox Sanguinis 2012; 103: 322–330.
26. Custer B, Agapova M, Martinez RH. The cost-effectiveness of pathogen reduction technology as assessed using a multiple risk reduction model. Transfusion 2010; 50(11):2461-73.
27. Postma MJ, et al. Cost-effectiveness of pathogen inactivation for platelet transfusions in the Netherlands. Transfusion Medicine 2005; 15: 379–387.
28. Moeremans K, et al. Assessment of the economic value of the Intercept blood system in Belgium. Transfusion Medicine 2006; 16: 17–30.
29. Reesink HW, Panzer S, McQuilten ZK, Wood EM, Marks DC, Wendel S, Trigo F, Biagini S, Olyntho S, Devine DV, Mumford I, Cazenave JP, Rasonglès P, Garraud O, Richard P, Schooneman F, Vezon G, Al Radwan R, Brand A, Hervig T, Castro E, Lozano M, Navarro L, Puig L, Almazán C, MacLennan S, Cardigan R, Franklin & C. Prowse IM. International Forum.l Pathogen inactivation of platelet concentrates. Vox Sanguinis 2010; 99: 85–95.
30. Girona-Llobera E, et al. Reducing the financial impact of pathogen inactivation technology for platelet components: our experience. Transfusion 2014;54(1):158-68.
31. Webert, et al. Proceedings of a Consensus Conference: Pathogen Inactivation—Making Decisions About New Technologies. Transfusion Medicine Reviews, 2008; Vol 22, No 1 (January): pp 1-34 1.
32. Webert, et al. Proceedings of a Consensus Conference: Pathogen Inactivation—Making Decisions About New Technologies. Transfusion Medicine Reviews, 2008; Vol 22, No 1 (January): pp 1-34 1.

| Capítulo 2 |

Leucorredução Universal

Antonio Fabron Jr
Eugênia Maria Amorim Ubiali
José Orlando Bordin

INTRODUÇÃO

A despeito de todos os cuidados que envolvem a seleção de doadores e os testes sorológicos, a transfusão de componentes celulares alogênicos pode, eventualmente, levar a reações adversas e outras complicações. Existe evidência que algumas dessas reações, tais como a Reação Transfusional Febril Não Hemolítica (RTFNH), a Refratariedade à Transfusão de Plaquetas, a Doença do Enxerto *versus* Hospedeiro (DEVH), a imunomodulação, a transmissão de agentes infecciosos e a lesão de reperfusão cardíaca, possam ocorrer devido à presença de leucócitos no sangue do doador. O número total de leucócitos presentes em uma unidade de sangue total é de aproximadamente 10^9. Nos vários componentes sanguíneos existe um número menor de leucócitos, devido a alguma perda durante suas preparações (Tabela 2.1).

PROPRIEDADES FISIOLÓGICAS DOS LEUCÓCITOS

Os leucócitos do sangue periférico podem ser divididos em dois grupos funcionais: os fagócitos e os imunócitos. São considerados fagócitos os granulócitos (neutrófilos, eosinófilos e basófilos) e os monócitos, enquanto os vários tipos de linfócitos, seus precursores e as células plasmáticas, serão discutidos como imunócitos. Ambas as classes de leucócitos originam-se de uma célula hematopoiética comum multipotente e desenvolvem tipos específicos de células sob a influência de vários fatores de crescimento, em geral conhecidos como citocinas.

Tabela 2.1 – Total aproximado do número de leucócitos e linfócitos presentes em componentes sanguíneos não leucorreduzidos disponíveis para uso clínico

Componentes sanguíneos	N° leucócitos/componente	N° linfócitos/componente
Sangue total	10^9	5×10^8
CGV	5×10^8	10^8
GV lavados	10^7	5×10^6
CP randômica	5×10^7	10^7
CP por aférese	5×10^8	10^8
CG por aférese	10^{10}	5×10^9
Plasma fresco	5×10^5	10^5
PFC	Indetectável	Indetectável
Crioprecipitado	Indetectável	Indetectável

CGV = glóbulos vermelhos; CP = concentrado de plaquetas; CG = concentrado de granulócitos; PFC = plasma fresco congelado. Modificado de Bordin JO. Blood, 84(6):1703-1721, 1994[1].

As citocinas atuam em baixa concentração para induzir a proliferação de leucócitos, diferenciação, maturação, e funções específicas. As citocinas, desse modo, influenciam o desenvolvimento e a manutenção da imunidade, e dos processos inflamatórios, através de interações entre diferentes tipos de células[2].

Algumas citocinas estão envolvidas, direta ou indiretamente, na diferenciação e ativação de vários imunócitos, enquanto outras citocinas inibem esses eventos para prevenir a incontrolada ativação de células B. Existem dois importantes requisitos para a ativação do sistema imune. Primeiro, a interação entre moléculas receptoras e aloantígenos é necessária para estimular a resposta das células imunocompetentes às citocinas. Segundo, a liberação de citocinas é determinada pelo tipo de interação celular que acontece. Citocinas produzidas pelas células apresentadoras de antígenos (APC – *antigen-presenting cells*) contribuem para o recrutamento de células de defesa do hospedeiro, mesmo assim, em algumas circunstâncias, a superprodução dessas citocinas pode ser prejudicial ao hospedeiro. Como consequência, pode ocorrer a produção de febre, calafrios, tremores, e aumento da permeabilidade capilar. Esses efeitos biológicos podem contribuir para danos celulares, particularmente nas células do endotélio capilar[3].

MÉTODOS DE LEUCORREDUÇÃO

A redução de leucócitos representa um grande avanço tecnológico na preparação de hemocomponentes. Para grupos selecionados de pacientes, a prevenção de várias complicações das transfusões resultantes da exposição do paciente a leucócitos alogênicos do doador pode ser realizada pela leucorredução do componente a ser transfundido. Define-se como leucorredução universal a aplicação rotineira da leucorredução, como um passo do processamento de todas as unidades de sangue total, concentrado de glóbulos vermelhos e plaquetas antes do armazenamento.

Protocolos da *American Association of Blood Bank* (AABB) definem um componente leucorreduzido como aquele que tem menos que 5×10^6 leucócitos residuais no produto final[4]. O Conselho Europeu estabelece como leucorreduzido o componente que tenha abaixo de 1×10^6 leucócitos por unidade[5]. Não existe evidência científica se 10^6 leucócitos/unidade seria melhor que produtos com 5×10^6 leucócitos/unidade. Quando usados apropriadamente, os filtros sanguíneos atuais e os sistemas de aféreses são capazes de produzir de forma consistente componentes com leucócitos residuais bem abaixo de 10^6. Recentemente, levantaram-se alguns questionamentos com relação ao potencial significado de subpopulações de leucócitos (células B, células T, monócitos, granulócitos, etc.) entre os leucócitos residuais encontrados em produtos leucorreduzidos. No entanto, na ausência de estudos clínicos, o papel de subpopulações de leucócitos permanece especulativo e secundário ao conteúdo total de leucócitos residuais do componente[6].

A leucorredução de hemocomponentes pode ser realizada em dois momentos diferentes: antes da estocagem do produto, chamada de leucorredução pré-estocagem ou Universal, geralmente realizada pelo setor de coleta e, a leucorredução pós-estocagem, que pode ser feita no laboratório ou ao lado do leito do paciente. No Brasil, embora não existam dados publicados sobre a prevalência de cada uma dessas práticas, a leucorredução pré-estocagem não é prática corrente, e para a leucorredução pós-estocagem, predomina a realizada nos laboratórios.

LEUCORREDUÇÃO PÓS-ESTOCAGEM

O desempenho da redução de leucócitos é afetado por algumas variáveis que incluem a temperatura do sangue no momento da filtração; a taxa de fluxo; o conteúdo de proteínas do plasma; o número de leucócitos a ser filtrado; o conteúdo de plaquetas do sangue, e o tempo de filtração após a coleta do sangue. Para o concentrado de GV, por exemplo, alguns autores documentaram que a filtração é mais eficiente se realizada a 4°C quando comparada a 37°C, retirando dez vezes mais leucócitos do componente[7]. A leucorredução pós-estocagem, seja em laboratório ou ao lado do leito, não é adequada para remover as citocinas produtoras de febre, que se acumulam durante a estocagem de plaquetas cujo armazenamento é feito entre 20 e 24°C, temperatura favorável à liberação de produtos celulares bioativos.

LEUCORREDUÇÃO PRÉ-ESTOCAGEM OU UNIVERSAL

Vários estudos têm mostrado que citocinas se acumulam durante a estocagem de plaquetas não leucorreduzidas. Como consequência, a incidência de RTFNH é maior entre receptores de plaquetas não leucorreduzidas estocadas por quatro a cinco dias, quando comparada a plaquetas estocadas por um a dois dias. Esse acúmulo de citocinas pode ser prevenido de modo efetivo pela leucorredução pré-estocagem[8] ou pela remoção da camada leucocitária[9]. As citocinas também não se acumulam durante a estocagem de plaquetas leucorreduzidas coletadas por máquinas de aféreses.

INDICAÇÕES DE LEUCORREDUÇÃO PARA GRUPOS SELECIONADOS DE PACIENTES

A redução de leucócitos de componentes sanguíneos é uma medida prática, que tem sido usada na transfusão de pacientes que apresentam um risco maior de ter reações transfusionais. Estudos clínicos têm demonstrado que o uso de componentes leucorreduzidos pode diminuir a frequência de várias complicações relacionadas à transfusão, entre elas, a RTFNH, a formação de aloanticorpos HLA, e a transmissão de citomegalovírus.

PREVENÇÃO DA REAÇÃO TRANSFUSIONAL FEBRIL NÃO HEMOLÍTICA (RTFNH)

A RTFNH é definida como um aumento na temperatura, de 1°C ou mais, ocorrendo em associação com a transfusão de um componente alogênico do sangue. É uma das reações mais comuns e estima-se que ocorra em aproximadamente 1% das transfusões de concentrado de GVs e em cerca de 30% das transfusões de CP[10]. As RTFNHs ocorrem como resultado de três diferentes mecanismos: (i) o reconhecimento imune dos leucócitos do doador pelos anticorpos antileucocitários do receptor; (ii) transferência passiva de citocinas inflamatórias do doador, acumuladas no hemocomponente; e (iii) destruição imune de plaquetas incompatíveis do doador por anticorpos do receptor[11].

PREVENÇÃO DE RTFNHS EM TRANSFUSÕES DE CONCENTRADOS DE GLÓBULOS VERMELHOS (CGVS)

As RTFNHs que ocorrem na transfusão de CGVs resultam do reconhecimento imune dos leucócitos do doador pelos anticorpos antileucocitário do receptor. Portanto, são geralmente limitadas a indivíduos que tiveram sensibilização prévia por antígenos leucocitários através de gravidez, transfusão, ou transplante. Devido às citocinas não se acumularem de modo significativo em CGVs estocados refrigerados, a transferência passiva de citocinas inflamatórias do doador não é relevante como um mecanismo causador de RTFNHs nestas transfusões. Assim, para a prevenção de RTFNHs em receptores de CGVs, a leucorredução é efetiva se realizada pré ou pós-estocagem do componente. Recentemente, um estudo retrospectivo que envolveu a transfusão de CGVs, mostrou que, com a utilização da leucorredução universal, houve um decréscimo de 0,37% para 0,19% no número de RTFNHs. Portanto, a leucorredução mostrou ser um procedimento efetivo na prevenção das RTFNHs associadas com a transfusão de CGVs alogênicos[12]. A leucorredução de CGVs é indicada para pacientes candidatos ou que estão em programas de transfusão crônica e para aqueles que já tiveram pelo menos uma RTFNH.

PREVENÇÃO DE RTFNHS EM TRANSFUSÕES DE CONCENTRADO DE PLAQUETAS (CPS)

Diferentemente dos CGVs, a prevenção de RTFNHs associadas à transfusão de CPs é mais difícil. Todos os três mecanismos citados anteriormente podem estar envolvidos nas RTFNHs em receptores de plaquetas. A leucorredução, seja por filtração pré ou pós-estocagem ou pelo uso da redução que acontece nos procedimentos de aféreses de plaquetas, é efetiva para a prevenção de RTFNHs atribuídas à destruição imune de leucócitos incompatíveis do doador por anticorpos do receptor. No entanto, a leucorredução pós-estocagem não elimina as RTFNHs em transfusões de CPs[13]. Sugere-se que as RTFNHs para plaquetas também possam ser causadas por citocinas inflamatórias que se acumulam durante a estocagem de plaquetas não leucorreduzidas[14]. Portanto, a leucorredução pré-estocagem ou o uso de processadoras de aféreses de plaquetas previne o acúmulo de citocinas durante a estocagem do componente produzido e apresentam efeito benéfico na redução da incidência de RTFNH.

Existe evidência que a remoção do plasma para prevenir a infusão passiva de citocinas é mais efetiva que a leucorredução pós-estocagem na prevenção de RTFNHs causadas pelas plaquetas[14].

Dados recentes indicam que, a despeito da leucorredução pré-estocagem, pós-estocagem, ou do uso de processadoras de aféreses, RTFNHs podem ainda acontecer em receptores de plaquetas. Esse estudo reforça que o momento da leucorredução dos CPs parece influenciar a quantidade de citocinas acumuladas no seu interior, o que seria importante na patogênese dessas RTFNHs[15]. Essas reações também podem ser atribuídas à infusão de plaquetas incompatíveis com anticorpos anti-HLA ou antiplaquetas do receptor, que podem estimular a liberação de citocinas e levar a febre. Para evitar esse tipo de reação, doadores deveriam ser selecionados para plaquetas compatíveis, pelo menos, para o sistema HLA.

PREVENÇÃO DA TRANSMISSÃO DE CITOMEGALOVÍRUS (CMV)

A infecção por Citomegalovírus Transmitida por Transfusão (TT-CMV) é reconhecida como uma significante causa de morbidade e mortalidade em receptores de componentes sanguíneos. Os receptores em risco de contrair CMV incluem mulheres gestantes soronegativas para CMV, prematuros de mães CMV negativas, receptores de transplantes alogênicos soronegativos para CMV, e pacientes com a síndrome da imunodeficiência adquirida.

Devido o CMV ser altamente associado às células sanguíneas, a leucorredução é uma estratégia lógica para a prevenção da sua transmissão por transfusão.

Há algumas décadas, o fornecimento de componentes do sangue de doadores testados negativos para CMV e a leucorredução de produtos do sangue promove uma redução na incidência de CMV para as populações em risco[16]. Embora tenha havido uma redução significativa da transmissão transfusional de CMV (TT-CMV), 4% dos produtos de doadores testados negativos para CMV podem carrear a infecção latente para CMV e, portanto, transmiti-lo por transfusão[11]. Por outro lado, a utilização da leucorredução pré-estocagem, como um modo de reduzir a TT-CMV, tem uma taxa de falha na proteção de menos de 1%, sugerindo ser esta estratégia superior aos testes de sorologia como forma de prevenir TT-CMV[17].

Recentemente, dois estudos trouxeram importantes contribuições quanto às estratégias de prevenção de TT-CMV. O primeiro estudo, que avaliou a TT-CMV em RN de baixo peso, usando componentes de doadores com sorologia negativa para CMV e leucorredução, concluiu que, devido a ambas as estratégias não prevenirem a totalidade da TT-CMV e essa estratégia combinada ainda não ter sido validada em estudos clínicos, estratégias adicionais poderiam ser necessárias, como, por exemplo, a utilização de teste de biologia molecular para CMV (NAT CMV) e/ou maior efetividade nos processos de leucorredução[18]. No segundo estudo, os autores compararam a viremia para CMV em receptores de transplante de células-tronco hematopoiéticas que receberam apenas componentes leucorreduzidos antes da estocagem com receptores que receberam componentes de doadores soronegativos para CMV associados a leucorredução. A conclusão foi de que na era da leucorredução Universal, testar doadores para CMV, não se faz necessário para a transfusão de receptores de TMO[19].

PREVENÇÃO DA ALOIMUNIZAÇÃO HLA

O reconhecimento de aloantígenos pelo receptor envolve complexos processos em que células apresentadoras de antígenos (APC) do doador interagem com linfócitos T do receptor transfundido. Vários estudos clínicos prospectivos e randomizados apoiam a tese de que a leucorredução de componentes sanguíneos diminui a incidência de aloimunização HLA entre pacientes transfundidos. Com relação à refratariedade plaquetária, existe um efeito menor, presumivelmente porque a refratariedade é atribuída a múltiplos fatores, incluindo fatores não imunológicos[17].

Uma análise retrospectiva de 13.902 transfusões de plaquetas, feitas em pacientes com leucemia aguda em quimioterapia ou submetidos à TMO, mostrou que o grupo que recebeu plaquetas leucorreduzidas (302 pacientes) teve uma redução de 19% para 7% na taxa de aloimunização HLA e de 14% para 4% na taxa de refratariedade plaquetária, quando comparado com o grupo de pacientes que recebeu plaquetas não leucorreduzidas (314 pacientes), ambas as quedas foram estatisticamente significativas[20].

Recentemente, alguns autores avaliando os efeitos da leucorredução universal *versus* a leucorredução realizada ao lado do leito, na aloimunização HLA e na refratariedade à transfusão de plaquetas concluíram que, embora a leucorredução universal possa ser superior à realizada ao lado do leito na prevenção de RTFNH, a leucorredução ao lado do leito mostrou ser tão efetiva quanto à leucorredução universal para prevenir a aloimunização e a refratariedade plaquetária. Portanto, visando prevenir esses efeitos adversos da transfusão, a leucorredução à beira do leito deveria ser indicada como uma alternativa realista em países em desenvolvimento, antes da decisão de implementar a leucorredução universal[21].

POTENCIAIS BENEFÍCIOS DA LEUCORREDUÇÃO

Vários estudos têm sugerido que a transfusão de componentes alogênicos do sangue deprime as funções imunes dos receptores, aumentando a taxa de mortalidade e de infecção bacteriana no pós-operatório, e a recorrência de tumor colorretal, quando comparado com pacientes não transfundidos[22,23].

Além disso, alguns estudos têm comparado pacientes transfundidos com componentes leucorreduzidos *versus* pacientes transfundidos com componentes não leucorreduzidos. Devido a diferenças no desenho desses estudos, na natureza dos produtos transfundidos, e na definição de infecção, existe dificuldade para interpretá-los e para analisar suas conclusões.

Em uma importante meta-análise, avaliando seis estudos controlados e randomizados e dois estudos de coortes prospectivos, os autores não encontraram evidência para o risco aumentado de mortalidade associada com a transfusão de produtos não leucorreduzidos; o risco para recorrência de câncer também não foi elevado; e após avaliação de quatro estudos envolvendo o risco de infecção pós-operatória em pacientes com câncer submetidos a cirurgia, também não encontraram taxa de risco elevada[24].

Embora alguns países tenham implantado a leucorredução universal, o potencial benefício dessa prática na redução da mortalidade e da infecção pós--operatória continua controversa. Em um estudo randomizado, a avaliação de mais de 900 pacientes submetidos à cirurgia cardíaca não mostrou diferença estatisticamente significativa quanto à incidência de infecção pós-operatória entre aqueles que receberam componentes leucorreduzidos pré-estocagem (universal) ou pós-estocagem, mas a taxa de infeção pós-operatória nesses pacientes foi estatisticamente superior naqueles que receberam produtos não leucorreduzidos. Além disso, o tempo de hospitalização também não mostrou diferença entre os três grupos, considerando pacientes que receberam hemocomponentes leucorreduzidos pré-estocagem, leucorreduzidos pós-estocagem ou não leucorreduzidos[25]. Por outro lado, em uma avaliação retrospectiva da efetividade da leucorredução universal na redução da taxa de mortalidade e de infecção no pós-operatório, de 14.786 pacientes submetidos a cirurgias cardíaca e ortopédica, os autores concluíram que o programa de leucorredução universal, instituído em duas agências de sangue do Canadá, foi responsável pelo decréscimo da mortalidade, tanto quanto dos episódios de febre e uso de antibióticos após a transfusão de sangue em pacientes sob risco[26].

CUSTO-BENEFÍCIO DA LEUCORREDUÇÃO UNIVERSAL

Neste tópico, iremos avaliar o custo-benefício da leucorredução universal para a prevenção de RTFNH, aloimunização HLA e profilaxia de CMV.

É importante iniciar esse assunto dizendo que devido às limitações quanto ao pagamento de despesas na área de saúde, considerações de custo são fundamentais para a tomada de decisões de políticas públicas para incorporar novos procedimentos ou novas tecnologias. Embora o custo-benefício da leucorredução universal de componentes sanguíneos permaneça não claro, com certeza com a introdução dessa prática espera-se um aumento importante nos custos das transfusões.

Muitos benefícios documentados da leucorredução, como a prevenção da RTFNH, a prevenção da aloimunização HLA e a prevenção da transmissão de CMV, têm mostrado aplicação somente para um grupo seleto de pacientes. Alguns estudos sugerem que a redução direta dos custos quando se utiliza componentes leucorreduzidos para pacientes cronicamente transfundidos é decorrente da diminuição da necessidade transfusional e redução das reações transfusionais[27]. Entretanto, um estudo mostrou que um benefício econômico ainda maior seria alcançado em muitas instituições pelo ajuste dos critérios transfusionais e pela seleção de procedimentos de laboratório que realmente acrescentem à segurança do paciente[28].

Recentemente, com base no fato de que todo paciente que receba um componente sanguíneo possa desenvolver uma RTFNH, alguns autores avaliaram a relação custo-benefício da leucorredução universal na prevenção desta reação em pacientes que receberam mais de 86.000 unidades de CGVs. A conclusão dos autores, sem considerar outros efeitos associados aos leucócitos, foi de que, embora pacientes que receberam componentes leucorreduzidos tiveram uma menor taxa de RTFNH, a leucorredução não foi uma estratégia custo-efetiva para RTFNHs[29].

Com relação à TT-CMV, os custos para o uso seletivo de componentes leucorreduzidos como um modo alternativo de reduzir o risco da transmissão de CMV é provável que sejam recuperáveis para pacientes de grupos seletos que requeiram sangue com risco reduzido de ter CMV. Quando comparados com os custos de selecionar doadores soronegativos para CMV, a leucorredução universal tem se mostrado mais custo-efetiva[17]. Na verdade, outras economias resultam do uso de componentes leucorreduzidos, uma vez que muitos dos pacientes que requerem sangue com risco reduzido para CMV já serem candidatos a receber sangue leucorreduzido por outras razões médicas. Portanto, para esses pacientes, a leucorredução visando à prevenção de CMV não adiciona custos[17].

Como já demonstrado, após analisar o custo-benefício do uso de componentes leucorreduzidos antes da estocagem e após estocagem, como forma de prevenir a aloimunização HLA e, consequentemente, a refratariedade à transfusão de plaquetas, os autores concluíram que a leucorredução à beira do leito deveria ser indicada como uma alternativa realista em países em desenvolvimento, antes da decisão de implementar a leucorredução universal[21].

A maioria das investigações sobre os custos da leucorredução demonstrou que a economia para pacientes com indicações estabelecidas decorre de: (i) menor número de avaliações para reações transfusionais febris; (ii) diminuída necessidade para plaquetas HLA compatíveis; e (iii) a eliminação dos testes para CMV em doadores. Contudo, a economia gerada para esses pacientes não é suficiente para compensar os custos da leucorredução universal[17].

CONCLUSÕES

Embora haja consenso de que a utilização de componentes leucorreduzidos para pacientes selecionados apresenta indicações definidas, como na prevenção de RTFNHs, quando o paciente tenha tido essa reação previamente; na refratariedade à transfusão de plaquetas causada pela aloimunização contra antígenos leucocitários; e na transmissão de citomegalovírus em pacientes de risco, permanece contraditória sua utilização visando ao decréscimo na transmissão de príons; à prevenção dos efeitos imunomodulatórios relacionados com a transfusão, como um esforço para interromper a progressão de câncer e a redução da taxa de infecção bacteriana relacionada à transfusão. Além disso, os benefícios médicos e suas associações com os cuidados de saúde não foram demonstrados de maneira conclusiva para que seja implantada a leucorredução universal. É preciso considerar ainda que grande parte dos CGVs transfundidos ocorre em pacientes que não receberão transfusões futuras e, portanto, sem indicação de leucorredução pela literatura atual e que o impacto dos custos da leucorredução universal nos sistemas de saúde provavelmente se dará em detrimento de outras práticas comprovadas de saúde. Portanto, para o momento, não há justificativa técnica para a implantação da leucorredução universal. Além disso, para uma tomada de decisão responsável futura quanto à introdução dessa prática no país, um debate aberto por profissionais médicos e por um público informado sobre o assunto seria fundamental para que fossem, de fato, considerados os custos em relação ao benefício clínico dessa prática. Por outro lado, na falta de evidências conclusivas na literatura sobre a leucorredução universal, práticas sabidamente eficazes para aumento da segurança transfusional, como o uso racional das transfusões, precisam ser fortemente estimuladas. Também há que se discutir o incentivo ao uso CGVs com camada leucoplaquetária removida para prevenção de RTF-NH como medida anterior à leucorredução universal.

Concluindo, o Quadro 2.1 apresenta as recomendações para a leucorredução de hemocomponentes, baseadas em evidências.

Quadro 2.1 – Recomendações para leucorredução de hemocomponentes, baseadas em evidências

Indicada	Sem evidências
• Diminuir incidência de aloimunização HLA em receptores de plaquetas e transplantes de órgãos sólidos • Reduzir risco de transmissão de CMV • Prevenir RTFNH em pacientes que tenham tido pelo menos um episódio de RTFNH	• Prevenir reativação endógena de CMV ou HIV • Prevenir imunomodulação • Reduzir dias de hospitalização • Prevenir GVHD, TRALI, e sepse • Prevenir transmissão de HTLV-I/II, EBV, HHV-8, Chagas • Prevenir transmissão de vCJD ou outra doença de prion

REFERÊNCIAS BIBLIOGRÁFICAS

1. Bordin JO, Heddle NM, Blajchman MA. Biologic Effects of Leukocytes Present in Transfused Cellular Blood Products. Blood, 84(6):1703-1721, 1994).
2. Blajchman MA. Cytokines in transfusion medicine. Transfusion 33(1):1-3, 1993.
3. Gerlach H, Sposito C, Stern DM. Modulation of endothelial hemostatic properties: An active role in the host response. Ann Rev Med 41:15-24, 1990.
4. American Association of Blood Banks Association Bulletin, Leukocyte Reduction, 99-7, 1999.
5. Europe Council. Guide to the preparation, use and quality assurance of blood components. 17th edition. 2013.
6. Hiromichi A, Tzong-Hae L, Laycock ME, et al. Residual WBC subsets in filtered prestorage RBCs. Transfusion 43:98-106, 2003.
7. Beaujean F, Sieger JM, Le Forestier C, et al. Leukocyte depletion of red cell concentrates by filtration: influence of blood product temperature. Vox Sang 62:242-243, 1992 (letter.
8. Muylle L, Peetermans ME. Effect of prestorage leukocyte removal on the cytokine levels in stored platelet concentrates. Vox Sang 66:14, 1994.
9. Flegel WA, Wiesneth M, Stamp D, et al. Low citokine accumulation in buffy coat-derived platelet concentrates without filtration. Transfusion 35:917-920, 1995.
10. Menitove JE, McElligott MC, Aster RH. Febrile transfusion reaction: What blood component should be given next? Vox Sang 42(6):318-321, 1982.
11. Klein HG, Dzik S, Slichter SJ, et al. Leukocyte reduced blood components: Current status. Educational Program, American Society of Hematology, 1988, pp39-62.
12. King KE, Shirey RS, Thoman SK, et al. Universal leukoreduction decreases the incidence of febrile nonhemolytic transfusion reactions to RBCs. Transfusion 44:25-29, 2004.

13. Mangano MM, Chambers LM, Kruskall MS. Limited efficacy of leukopoor platelets for prevention of febrile transfusion reactions. Am J Clin Pathol 95:733-738, 1991.
14. Heddle NM, Klama L, Meyer R, et al. A randomized controlled trial comparing plasma removal with white cell reduction to prevent reactions to platelets. Transfusion 39:231-238, 1999.
15. Wang RR, Triulzi DJ, Qu L. Effects of Prestorage vs. Poststorage Leukorreduction on the rate of Febrile Nonhemolytic Transfusion Reactions to Platelets. Am J Clin Pathol 138:255-259, 2012.
16. Bowden RA, Slichter SJ, Sayers M, et al. A comparison of filtered leukocyte--reduced and cytomegalovirus (CMV) seronegative blood products for the prevention of transfusion-associated CMV infection after marrow transplant. Blood 86:3598-3603, 1995.
17. Dzik S, Aubuchon J, Jeffries L, et al. Leukocyte Reduction of Blood Components: Public Policy and New Technology. Transfus Med Rev 14(1):34-52, 2000.
18. Josephson CD, Castillejo MI, Caliendo AM, et al. Prevention of Transfusion--Transmitted Cytomegalovirus in Low-Birth Weigth Infants (≤1500 g) Using Cytomegalovirus-Seronegative and Leukoreduced Transfusions. Transfus Med Rev 25(2):125-132, 2011.
19. Kekre N, Tokessy M, Mallick R, et al. Is cytomegalovirus testing of blood products still needed for hematopoietic stem cell transplant recipients in the era of universal leukoreduction? Biol Blood Marrow Transpl. 19(12):1719-1724, 2013.
20. Bassuni WY, Blajchman MA, Al-Moshary MA. Why implement universal leukoreduction? Hematol Oncol Stem Cell Ther 1(2):106-123, 2008.
21. Mishima Y, Tsuno NH, Matsuhashi M, et al. Effects of universal vs. bedside leukoreductions on the alloimmunization to platelets and the platelet transfusion refractoriness. Transfus Apher Sci. 2014 Nov 11 [Epub ahead of print.
22. Vamvakas E, Moore SB. Perioperative blood transfusion and colorectal câncer recurrence: a qualitative statistical overview and meta-analysis. Transfusion 33:754-765, 1993.
23. Blajchman MA. Allogeneic blood transfusion, imunomodulation, and postoperative bacterial infection: do we have the answers yet? Transfusion 37:121-125, 1997.
24. McAlister FA, Clark HD, Wells PS, et al. Perioperative allogeneic blood transfusion does not cause adverse sequelae in patients with cancer: A meta-analysis of unconfounded studies. Br J Sur 85:171-178, 1998.
25. van de Watering LMG, Hermans J, Houbiers JGA, et al. Beneficial effects of leukocyte depletion of transfused blood on pospoperative complications in patients undergoing cardiac surgery: Randomized clinical Trial. Circulation 97:562-568, 1998.
26. Hérbert PC, Fergusson D, Blajchman MA, et al. Clinical Outcomes Following Institution of The Canadian Universal Leukoreduction Program for Red Cell Transfusions. Jama 289:1941-1949, 2003.

27. Blumberg N, Heal JM, Kirkley AS, et al. Leukodepleted ABO-identical blood components in the treatment of hematologic malignancies: a cost analysis. Am J Hematol 48:108-115, 1995.
28. AuBuchon JP. Blood transfusion options: Improving outcomes and reducing costs. Arch Pathol Lab Med 121(1):40-47, 1997.
29. Tsantes AE, Kyriakou E, Nikolopoulos GK, et al. Cost-effectiveness of leucoreduction for prevention of febrile, non-haemolytic transfusion reactions. Blood Transfus 12:232-237, 2014.

| Capítulo 3 |

Infecções Emergentes

José Eduardo Levi

As infecções chamadas emergentes podem surgir através de diferentes padrões. O mais comum é uma zoonose que passa a infectar humanos, dramaticamente ilustrada pela pandemia de HIV/Aids causada por retrovírus símios que se adaptaram e passaram a ser transmitidos entre humanos pela via sexual e também parenteral. Outro padrão é de um agente infeccioso previamente conhecido, portanto mais apropriadamente denominado re-emergente, mas que passa a provocar um número crescente de casos quando introduzido em uma nova região e exposto a indivíduos suscetíveis. Um exemplo disso é o vírus do oeste do Nilo (WNV) e sua recente expansão no continente americano. No entanto, nem todo novo agente, seja emergente ou re-emergente configura um risco para os receptores de transfusão sanguínea e usuários de hemoderivados. Apenas os micro-organismos que suportam o processo de separação do sangue em hemocomponentes e a estocagem, e, sobretudo, capazes de infectar o receptor pela via sanguínea é que de fato constituem um problema para a hemoterapia. As infecções emergentes de maior preocupação na atualidade são aquelas causadas por vírus respiratórios, de grande e fácil disseminação, tais como o coronavírus causador da Síndrome Respiratória Aguda (SARS) ou o vírus da influenza aviária H5N1; no entanto, pelo que se conhece de outras viroses respiratórias, ainda que resultem em viremia, não são transmissíveis através do sangue, provavelmente pela grande adaptação de tais agentes ao epitélio respiratório.

Devemos reconhecer que a abordagem adotada para redução da transmissão desses agentes emergentes e re-emergentes é ineficiente porque disparada apenas após a percepção de casos transfusionais. Após essa constatação, cientistas, órgãos governamentais, associações de pacientes e a indústria passam a mobilizar-se no sentido de desenvolver medidas de controle, sejam estas de cunho epidemiológico, ou, com mais frequência, um ensaio laboratorial específico para o agente. Segue-se, portanto a lógica de um agente-um teste. Claramente, esse tipo de abordagem tende ao esgotamento, pois vai agregando testes à triagem sorológica, aumentando o descarte indesejável devido aos falso-positivos e ao acréscimo ao custo do processo.

As alternativas vislumbráveis em um futuro próximo à presente estratégia são:

- Inativação de patógenos[1]. Por esse procedimento, todos os ácidos nucleicos presentes no sangue são inativados, tornando os hemocomponentes "estéreis". Se levada ao extremo da eficiência, poderá prescindir da triagem sorológica. No entanto, os métodos em uso e em desenvolvimento não agem sobre os príons, agentes causadores da doença de Creutfzeld-Jakob variante (vCJD) passível de transmissão por transfusão (ver Capítulo 1).

- Triagem universal. Através do sequenciamento massivo, todo ácido nucleico presente em amostra de soro/plasma do doador é sequenciado. Em um segundo passo, esse universo de informações é submetido à análise de bioinformática, quando se identificarão todos agentes infecciosos presentes na amostra, conhecidos e desconhecidos, além de características do hospedeiro de importância para a transfusão e transplante de órgãos tais como os genes que codificam para antígenos eritrocitários e plaquetários, o HLA, entre outros. Pelo ritmo do aumento crescente da capacidade dos sequenciadores, aliados à queda do custo do processo, vislumbra-se uma possibilidade da triagem de doadores ser feita no futuro em 100% das amostras por sequenciamento.

Neste capítulo vamos abordar alguns agentes emergentes e re-emergentes selecionados, que ilustram os diferentes padrões de emergência já descritos, e com maior repercussão para a segurança do sangue.

AGENTES PARASITÁRIOS

Trypanosoma cruzi

O protozoário *Trypanosoma cruzi* (T. cruzi) é o agente causador da doença de Chagas, uma doença até recentemente exclusiva da América Latina. Sua transmissão transfusional foi observada e documentada na década de 1950 simultaneamente no Brasil e na Argentina. Calcula-se que na década de

1980 ainda aconteciam milhares de casos de Chagas por transfusão de sangue no Brasil, configurando-se uma via importante de manutenção da cadeia epidemiológica[2]. A obrigatoriedade da triagem laboratorial reduziu muito o risco de Chagas transfusional, além da diminuição da incidência por eliminação das residências de pau a pique, habitat muito utilizado pelo vetor, o inseto vulgarmente conhecido como "barbeiro" (*Triatoma infestans*). Pode-se considerar que hoje em dia esta via de transmissão é praticamente inexistente no Brasil, e há muitos anos que não se descrevem/reportam tais casos.

Se no Brasil esse problema já foi controlado, na década de 1990 os Estados Unidos e alguns países da Europa começaram a observar casos de Chagas por transfusão de sangue e transplante de órgãos. Invariavelmente, quando identificados os doadores associados a estas transmissões, estes eram nativos da América Latina ou com algum vínculo epidemiológico com países da região, como ancestralidade ou moradia temporária[3]. Encaixa-se, portanto, nesse padrão de uma doença já muito conhecida que foi levada a regiões onde antes não existiam através das migrações humanas, como se sabe, milhões de mexicanos e de outras nacionalidades da América Central imigraram para os EUA e milhões de sul-americanos foram para a Europa, principalmente para a Espanha. Os EUA decidiram implantar a triagem laboratorial universal para T. cruzi enquanto os países europeus testam doadores que reportam algum laço com a América Latina. Mais recentemente, os EUA decidiram restringir o teste apenas para a primeira doação, uma vez que não existe descrição de casos autóctones, e não se concebe que possa ocorrer infecção vetorial em solo norte-americano.

Malária

Causada por cinco distintas espécies do gênero *Plasmodium* a malária ainda é uma doença infecciosa de grande mortalidade. Globalmente cerca de 500.000 óbitos por ano são atribuíveis a ela, a maioria de crianças. Trata-se de um protozoário com uma fase de vida intraeritrocítica levando a destruição dos glóbulos vermelhos e ao fenômeno das febres periódicas. Transmitido pelo mosquito do gênero *Anopheles*, configura uma infecção emergente, sobretudo pela migração ou retorno de viajantes infectados de áreas endêmicas para áreas não endêmicas. Diferentemente da Doença de Chagas, a malária é endêmica em países da América Latina, África e Ásia. Ainda que não haja dúvidas quanto à sua transmissão transfusional e patogenicidade por essa via, não se faz triagem universal nas zonas não endêmicas. Nos Estados Unidos, se pratica a triagem epidemiológica: pessoas com histórico de residir ou viajar para áreas endêmicas são impedidas de doar por um a três anos após o retorno, de acordo com a duração e intensidade da associação com a área endêmica. Na Europa, países que recebem um grande número de imigrantes de áreas endêmicas, como a França, praticam a testagem seletiva, apenas candidatos à doação provindos de tais áreas são primeiramente testados e a doação autorizada quando negativos[4].

No Brasil, temos uma política distinta para a doação de sangue na área endêmica, a Amazônia legal, e o restante do país, considerado não endêmico. Na Amazônia legal, utiliza-se a Incidência Parasitária Anual (IPA) de cada município ou localidade para estimar o risco do doador daí proveniente estar infectado. Doadores com alto risco, vindos de área com alto IPA há menos de um mês são considerados inaptos para doação, enquanto todos os aptos são submetidos a teste parasitológico ou antigênico. No restante do país, se considera inapto o doador proveniente da Amazônia legal há menos de um mês, e, entre 1-12 meses deve ser submetido a testes de detecção do plasmódio ou de antígenos plasmodiais, pouco praticados nos hemocentros não amazônicos. Na Amazônia legal, é obrigatória a realização de testes antigênicos/parasitológicos pré-doação. No entanto, estudos mostram que existe uma taxa alta de falso-negativos, até 1% de doadores negativos por teste de gota espessa apresentam DNA de *Plasmodium* no sangue[5]. Dado o risco de transmissão derivado desses doadores, é surpreendente que não haja um único caso publicado de malária transfusional na Amazônia! Curiosamente, os raros casos brasileiros de malária transfusional publicados provêm do Estado de São Paulo. Provavelmente devem ocorrer mais casos na região amazônica, mas podem passar despercebidos pela dimensão da malária vetorial ou simplesmente reconhecidos, mas subnotificados. A existência de malária autóctone em áreas de Mata Atlântica no Estado de São Paulo, e a proximidade dos humanos com estas áreas, configura um cenário passível de infecção por diferentes espécies de *Plasmodium*. Esses indivíduos, se infectados mas assintomáticos, não apresentarão inaptidão em relação ao risco de malária, pois não são provindos da Amazônia legal, e não serão submetidos a qualquer teste laboratorial. A investigação dos casos detalhados do Estado de São Paulo revela um padrão semelhante: doadores que se infectaram em áreas de Mata Atlântica do Estado de São Paulo, permaneceram assintomáticos ou desconheciam ter tido malária, e estavam infectados por *Plasmodium malariae*. Possivelmente, os casos relatados são apenas aqueles que resultaram em manifestação clínica mais exuberante, sendo particularmente graves os casos de receptores que haviam sido esplenectomizados. Esses casos levaram os profissionais de hemoterapia do nosso estado a questionar a necessidade de uma seleção mais rigorosa dos doadores, impulsionando pesquisas em andamento que investigam os melhores testes e algoritmos para tal finalidade.

AGENTES VIRAIS

Dengue

A dengue é uma doença infecciosa causada por quatro vírus relacionados do gênero *Flavivírus* (DENV1, DENV2, DENV3 e DENV4). Todos os quatro sorotipos são capazes de causar um amplo espectro de sintomas clínicos, desde quadros febris leves até a clássica febre da dengue e sintomas mais graves, como a febre hemorrágica e a síndrome do choque da dengue.

Trata-se de uma arbovirose de transmissão entre humanos através da picada de mosquitos das espécies *Aedes aegypti e albopictus*. No Brasil, o *Aedes aegypti* foi considerado erradicado em 1958, porém ressurgiu anos após permitindo a re-emergência da dengue em 1981-1982 em Roraima e depois em 1986 no Rio de Janeiro[6].

A primeira grande epidemia aconteceu no ano de 2002, tendo o Rio de Janeiro como o estado mais atingido e foi majoritariamente causada pelo sorotipo 3. Em 2010 houve um número recorde de casos, superando pela primeira vez 1 milhão (Figura 3.1), sendo a maioria dos casos atribuída ao sorotipo 1. O sorotipo 4 havia sido identificado como re-emergente no Brasil em 2010 em um paciente de Roraima[7] e, então, passou a ser detectado em outros estados, até se tornar o grande responsável pela epidemia de 2013.

Estudos epidemiológicos demonstram que para cada caso sintomático há de três a seis portadores assintomáticos. Portanto, há a possibilidade concreta da doação de sangue por um indivíduo infectado pelo vírus da dengue e assintomático, seja por estar no início da infecção, ou por ser simplesmente, naquele doador, uma infecção absolutamente assintomática. De fato, já houve a demonstração empírica do RNA viral em doadores de Porto Rico (EUA), Honduras e do Brasil[8,9].

Em estudo realizado em Porto Rico e em outros países endêmicos para os quatro sorotipos de dengue, foram detectadas infecções assintomáticas em doadores de sangue, através de diagnóstico molecular (TMA), na proporção de 1 a cada 1.000 doadores durante o ano de 2005 (período da dengue) e, 1 a cada 600 doadores durante um surto da doença em 2007. Já o estudo realizado no Brasil, no período de epidemia de dengue em São Paulo, demonstrou três amostras positivas para DENV, sendo uma amostra positiva para DENV-1, uma

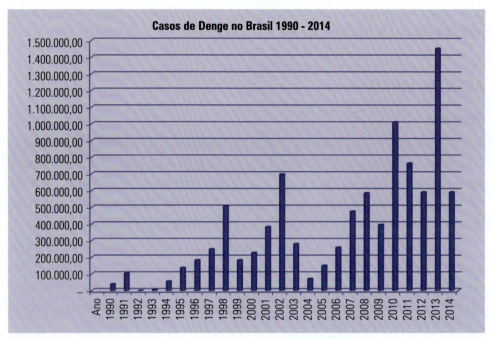

Figura 3.1 – Série histórica de casos de dengue, Brasil 1990-2014.
Fonte: Ministério da Saúde - SES/SINAN (SINAN: a partir de 1999).

positiva para DENV-3 e em outra não foi identificado o sorotipo[8]. Recentemente, em 500 doações de sangue entre fevereiro e maio de 2010 na cidade de Ribeirão Preto[9], detectaram duas amostras virêmicas (0,4%), ambas contendo dengue tipo 3. Dados ainda não publicados mostram que no pico da epidemia em Recife[10], em abril de 2013, a prevalência de doações virêmicas chegou a 2%.

Independentemente do sorotipo, durante o período de viremia, que ocorre tanto em infecções sintomáticas como assintomáticas, o DENV pode potencialmente ser transmitido pelo sangue. No entanto é contrastante a dimensão da epidemia em diferentes locais e a escassez de relatos de dengue transfusional. Diversas causas vêm sido apontadas para isso, tais como:

- A patogenicidade viral pode ser dependente da passagem do vírus pelo mosquito, onde o efeito inflamatório da saliva potencializaria a replicação viral local ao recrutar monócitos.

- A presença de IgG protetora em receptores de transfusão nas regiões endêmicas. De fato, hoje no Brasil em algumas cidades com epidemias sucessivas, como Santos, Rio de Janeiro e Fortaleza, a soroprevalência é maior que 90% na população adulta.

- A presença dos mesmos anticorpos parcialmente ou totalmente neutralizantes nas unidades transfundidas ou cotransfundidas.

- A possibilidade da dengue transfusional passar despercebida por alguns de seus sintomas e sinais serem comuns em receptores de transfusão.

De fato, já foram reportados alguns poucos casos de dengue após a transfusão de sangue. Segundo o Comitê de Doenças Transmissíveis por Transfusão da *American Association for Blood Banks* (AABB), DENV foi identificado como um dos três grandes agentes de potencial risco de transmissão através de transfusões nos Estados Unidos e no Canadá. O que é notável dentre esses poucos casos publicados é que em apenas um deles foi feito o diagnóstico de dengue durante a manifestação da doença[11], ou seja, nos outros dois casos, o de Hong-Kong[12] e o *cluster* de Singapura[13], a investigação de possível dengue transfusional foi retrospectiva e só foi iniciada após o doador relatar ao banco de sangue ter tido dengue após a doação.

Ainda não se sabe a taxa de doença manifestada nos receptores de sangue contendo o vírus, pois é esperado que em áreas endêmicas haja uma grande proporção de pacientes imunes para DENV. Por isso, o atual risco da doença após transfusões ainda é desconhecido, até mesmo porque não se realiza uma vigilância sistemática para tais eventos. Atualmente, a prevenção da transfusão de sangue contaminado pelo DENV poderia ser realizada por uma triagem pela amplificação do material genético viral por metodologias moleculares sensíveis, como o TMA ou a RT-PCR, detectando, assim, infecções assintomáticas em doadores aparentemente saudáveis ou até mesmo a viremia assintomática que ocorre 24 a 48 horas antes do início dos sintomas da dengue.

O paralelo com a epidemia do vírus do oeste do Nilo (WNV), que acometeu os Estados Unidos e Canadá a partir de 1999, é inevitável, lembrando que o WNV também é um flavivírus com transmissão por mosquitos. No caso do WNV, sua transmissão transfusional foi comprovada rapidamente, e desde 2003 todo sangue doado nos EUA e no Canadá é testado por biologia molecular para a identificação do RNA viral[14].

As metodologias moleculares, denominadas NAT (*Nucleic Acid Tests*), já são usadas na rotina da triagem sanguínea para doenças transmissíveis pelo sangue, como os vírus da hepatite B e C (HBC e HCV) e HIV, em que foi possível observar a importância de tal ferramenta, prevenindo centenas de casos de potencial transmissão transfusional provinda de doadores em fase de janela imunológica, quando os métodos sorológicos são incapazes de detectar a infecção[15] Nesse sentido, e analogamente ao ocorrido com o WNV, provavelmente se houver a necessidade de triagem, esta deverá ser feita com métodos NAT em vez de testes que detectam anticorpos ou mesmo o antígeno viral NS1, não apenas pela baixa sensibilidade verificada com esse teste NS1 em Porto Rico, mas também na epidemia de Santos em 2010[16].

Estamos vivenciando na cidade de São Paulo um surto de dengue de proporções inéditas[22], com milhares de casos. Tem sido frequente nos bancos de sangue a situação de doadores fidelizados e responsáveis avisarem os serviços que após a doação desenvolveram dengue, levando ao questionamento da necessidade de investigação de possível dengue pós-transfusional. Por outro lado, é um momento ímpar no sentido de investigar-se a repercussão transfusional da dengue, e com base nas melhores evidências tomar-se uma decisão sobre a necessidade de triagem laboratorial, e se afirmativa, qual a melhor forma e maneira de fazer.

Vírus do oeste do Nilo (WNV)

O WNV é também um Flavivírus com transmissão por picada de mosquito. Apesar de compartilhar o mesmo vetor que a dengue, mosquitos do gênero aedes, existem diferenças importantes entre as duas arboviroses. O WNV é capaz de replicar em um número muito maior de espécies de mosquitos, principalmente espécies do gênero *Cullex*. No entanto, não acontece a transmissão direta entre humanos como na dengue, pois a viremia costuma ser muito baixa. Entende-se que todo caso humano provém de um mosquito que fez seu repasto em uma ave, o hospedeiro vertebrado que suporta viremias altíssimas e por longos períodos.

A emergência do WNV na América e a sua velocidade de propagação foram surpreendentes e até hoje pouco compreendidas. Ainda assim, o número de casos verificados em 12 anos de epidemia nos EUA (2002-2014) é de cerca de 40.000 em contraste com a Dengue no Brasil, com população inferior à dos EUA e dimensão territorial semelhante, que no mesmo período acumulou mais de 7 milhões de casos.

A rápida resposta com a introdução do NAT em 2003 permitiu até 2012 a interdição de mais de 4 mil doações infectadas[17], número muito superior ao verificado para as viroses crônicas como as hepatites B e C e o HIV, que foram as motivadoras da introdução do NAT a nível global. Devido às baixas viremias, os testes moleculares empregados na triagem são realizados em doações individuais (ID-NAT) no período de atividade do WNV (abril a outubro) e depois passam a ser realizados em *minipools* de 6-16 doações. Metade das doações comprovadamente virêmicas só é detectada pelo teste individual.

Chikungunya (CHKV)

O vírus Chikungunya (CHKV) também tem como principal vetor os mosquitos do gênero *Aedes*, embora pertença a uma outra família taxonômica, a *Togaviridae*. Suas manifestações clínicas são facilmente confundíveis com as da dengue, porém a dor articular está presente em 100% dos casos sintomáticos e costuma ser mais pronunciada e de maior duração. Assim como o WNV, é um vírus já conhecido há muitos anos, porém estava mais restrito a Índia, Oceania e costa índica da África. Em 2007, causou uma enorme epidemia nas Ilhas Reunion, possessão francesa no Oceano Índico, levando a suspensão da coleta de sangue no local exceto pelas plaquetas que passaram pelo processo de inativação de patógenos, mas, curiosamente, não há na literatura médica um único caso comprovado de transmissão transfusional do CHKV. Logo após, houve uma pequena epidemia na Itália, que também teve repercussão no sistema de sangue, levando a suspensão da coleta na região de Emiglia-Romana por alguns meses[18].

Em 2014, o vírus disseminou-se pelo caribe com grande intensidade, causando milhares de casos e levando o governo francês a introduzir um teste NAT *"in-house"* para CHKV para as doações de Martinica e Guadalupe. Essa triagem molecular revelou viremia em quatro de 2.149 doadores, dois deles permaneceram assintomáticos no monitoramento pós-doação, demonstrando um alto risco de transmissão transfusional do CHKV em situação epidêmica[19].

No Brasil, o CHKV chegou ao Amapá provindo da Guiana Francesa, mas houve uma segunda introdução na Bahia de outra cepa viral de origem africana. Atualmente mais de 1.000 casos autóctones foram relatados no país, principalmente concentrados na Bahia e no Amapá, mas também alguns casos em cidades, como Brasília e Campo Grande (MS).

Hepatite E (HEV)

O vírus da hepatite E (HEV) é um vírus RNA, único membro do gênero *Hepevirus* na família *Hepeviridae*, causando em humanos uma forma de hepatite viral aguda de curso normalmente autolimitado. O HEV foi primeiramente identificado durante um surto de hepatite aguda na Índia em 1978[20].

Quatro genótipos são reconhecidos sendo denominados de 1 a 4. Estes genótipos são tradicionalmente separados como humanos (1 e 2) ou zoonóticos (3 e 4), principalmente suíno. Casos esporádicos pelo genótipo 3 podem ocorrer, sendo atribuíveis a transmissão direta de um animal infectado para o homem seja por exposição ocupacional ou pela via fecal-oral por alimentos/água contaminada ou mesmo o consumo de carne de porco mal cozida.

Estudos mais recentes tem mostrado uma soroprevalência de HEV bastante alta entre doadores de sangue em diferentes países europeus, asiáticos e nos EUA, com 5%-50% dos doadores apresentando IgG anti-HEV. Estudos moleculares indicaram taxas de 1 doador virêmico a cada 2.000-5.000. Curiosamente, o genótipo predominante, em quase a totalidade dos estudos que genotiparam os indivíduos virêmicos, é do genótipo 3, sugerindo a aquisição através das fontes acima apontadas[21].

Casos recentemente descritos de hepatite por esse agente em receptores de transplante de células hematopoiéticas, levando a infecções crônicas e complicações clínicas, colocam em discussão a necessidade de introdução de algum teste de triagem de doadores para esse agente, como também a importância de pensar-se nesse agente etiológico em situações de elevação das transaminases após transplantes de medula e órgãos sólidos. No entanto, o risco derivado de transfusão é muito pequeno se comparado àquele derivado da ingestão de alimentos contaminados.

Príons

Entre todos os agentes emergentes, talvez sejam os príons os que provoquem maior apreensão. Isso se deve à própria natureza biológica desses patógenos que são desprovidos de ácidos nucleicos. A aceitação da existência de uma proteína com capacidade infectante e replicante violava os dogmas da biologia molecular e enfrentou muita resistência da comunidade científica até ser finalmente aceita simbolicamente através do Prêmio Nobel de Medicina e Fisiologia com que foi laureado Stanley Prusiner em 1997, enunciador da teoria priônica[22].

A proteína denominada príon (PrP) é abundante em diversos tipos celulares de mamíferos, tendo um papel no sistema nervoso central, na formação da memória, entre outros. No entanto, a proteína priônica "normal" (PrP^c) difere daquela encontrada em situações patológicas por modificações estruturais pós-tradução, que tornam a (PrP^{Sc}) resistente à proteólise, calor, radiação ionizante e UV.

Um grupo de doenças assemelhadas e acometendo diferentes espécies está descrito, tendo em comum a sua associação causal com as proteínas priônicas específicas de cada espécie, caso da encefalopatia espongiforme bovina (BSE ou "vaca louca") do *scrapie* das ovelhas e da doença de Creutzfeldt–Jakob (CJD) dos humanos. Na década de 1980, o tema ganhou notoriedade com a eclosão da epidemia da "vaca louca" no rebanho do Reino Unido. A hipótese vigente é que a alimentação do gado com carcaça de ovelhas, gado, porcos e galinhas, de alto conteúdo proteico, expôs o gado britânico aos príons destas espécies, que desencadearam a doença através do estímulo da produção anormal de PrP^{c}bovina e modificação da mesma para a forma PrP^{Sc}. Em 1994-5 casos humanos de vCJD (v de variável) no Reino Unido, muitos em indivíduos com menos de 30 anos foram atribuídos a ingestão de carne derivada do gado acometido. Esse fato levou ao embargo ao plasma britânico como insumo das plantas de hemoderivados mas também levantou a possibilidade de transmissão do agente da vCJD através da transfusão de sangue, o que ficou comprovado em pelo menos quatro casos[23]. Mais relevante para os bancos de sangue, a análise de milhares de tonsilas levou a uma estimativa da prevalência de portadores assintomáticos em 1/4.000. Trabalhos recentes em modelos animais indicam uma alta taxa de transmissão por todos os hemocomponentes, mesmo aqueles desleucotizados[24]. Assim, testes para triagem de doadores encontram-se em uma fase avançada de desenvolvimento e poderão possivelmente ser acrescentados a triagem sorológica no futuro[25].

REFERÊNCIAS BIBLIOGRÁFICAS

1. Sobral PM, Barros AEL, Gomes AMAS, Bonfim CV. Viral inactivation in hemotherapy: systematic review on inactivators with action on nucleic acids. Rev Bras Hematol Hemoter 2012, 34:231-5.
2. Coura JR. The main sceneries of Chagas disease transmission. The vectors, blood and oral transmissions - A comprehensive review. Mem Inst Oswaldo Cruz. 2014 Dec 2;0:0. [Epub ahead of print]
3. Flores-Chavez M, Fernandez B, Puente S, Torres P, Rodrıguez M, Monedero C, Cruz I, Garate T, Canavate C. Transfusional Chagas Disease: Parasitological and Serological Monitoring of an Infected Recipient and Blood Donor. Clinical Infectious Diseases 2008; 46:e44–7.
4. O'Brien SF, Delage G, Seed CR, Pillonel J, Fabra CC, Davison K, Kitchen A, Steele WR, Leiby DA. The epidemiology of imported malaria and transfusion policy in five non-endemic countries. Transfusion Medicine Reviews, Published Online: March 26, 2015.
5. Batista-dos-Santos S, Raiol M, Santos S, Cunha MG, Ribeiro-dos-Santos Â. Real-time PCR diagnosis of Plasmodium vivax among blood donors. Malar J. 2012, 11:345.
6. Teixeira MG, Costa Mda C, Barreto F, Barreto ML. Dengue: twenty-five years since reemergence in Brazil. Cad Saúde Pública 2009; 25 Suppl 1:S7-18.
7. Temporão JG, Penna GO, Carmo EH, Coelho GE, do Socorro Silva Azevedo R, Teixeira Nunes MR, et al. Dengue virus serotype 4, Roraima State, Brazil. Emerg Infect Dis 2011, 17: 938-40.

8. Linnen JM, Vinelli E, Sabino EC, Tobler LH, Hyland C, Lee TH, Kolk DP, Broulik AS, Collins CS, Lanciotti RS, Busch MP. Dengue viremia in blood donors from Honduras, Brazil, and Australia. Transfusion 2008, 48:1355-62.
9. Dias LL, Amarilla AA, Poloni TR, Covas DT, Aquino VH, Figueiredo LT. Detection of dengue virus in sera of Brazilian blood donors. Transfusion 2012,52:1667-71.
10. Sabino EC, Loureiro P, Lopes ME, Capuani L, McClure C, Chowdhury D, Di-Lorenzo-Oliveira C, Oliveira LC, Linnen JM, Lee T-H, Gonçalez T, Brambilla D, Kleinman S, Busch MP, Custer B for the International Component of the NHLBI Recipient Epidemiology and Donor Evaluation Study-III (REDS-III).Transfusion-Transmission of Dengue Virus and Associated Clinical Symptomatology during the 2012 Epidemic in Brazil. Journal of Infectious Disease 2015, in press.
11. Levi JE, Nishiya A, Félix AC, Salles NA, Sampaio LR, Hangai F, Sabino EC, Mendrone A Jr. Real-time symptomatic case of transfusion-transmitted dengue. Transfusion 2015, Jan 21. doi: 10.1111/trf.12944.
12. Chuang VW, Wong TY, Leung YH, Ma ES, Law YL, Tsang OT, Chan KM, Tsang IH, Que TL, Yung RW, Liu SH. Review of dengue fever cases in Hong Kong during 1998 to 2005. Hong Kong Med. J. 2008, 14:170-7.
13. Tambyah PA, Koay ES, Poon ML, Lin RV and Ong BK: Dengue hemorrhagic fever transmitted by blood transfusion. N Engl J Med 2008; 359:1526–1527.
14. Pealer LN, Marfin AA, Petersen LR, Lanciotti RS, Page PL, Stramer SL, Stobierski MG, Signs K, Newman B, Kapoor H, Goodman JL, Chamberland ME for the West Nile Virus Transmission Investigation Team. Transmission of West Nile Virus through Blood Transfusion in the United States in 2002. N Engl J Med 2003,349:1236-45.
15. Roth WK, Busch MP, Schuller A, Ismay S, Cheng A, Seed CR, Jungbauer et al. International survey on NAT testing of blood donations: expanding implementation and yield from 1999 to 2009. Vox Sang. 2012,102:82-90.
16. Felix AC, Romano CM, Centrone CD, Rodrigues CL, Villas-Boas L, Araújo ES, de Matos AM, Carvalho KI, Martelli CM, Kallas EG, Pannuti CS, Levi JE. Low sensitivity of NS1 tests evidenced during an dengue 2 outbreak in Santos, Brazil, 2010. Clin Vaccine Immunol. 2012, 19:1972.
17. Dodd RY, Foster GA, Stramer SL. Keeping Blood Transfusion Safe From West Nile Virus: American Red Cross Experience, 2003 to 2012. Transfus Med Rev. 2015 Mar 22. pii: S0887-7963(15)00041-3.
18. Liumbruno GM, Calteri D, Petropulacos K, Mattivi A, Po C, Macini P, Tomasini I, Zucchelli P, Silvestri AR, Sambri V, Pupella S, Catalano L, Piccinini V, Calizzani G, Grazzini G. The Chikungunya epidemic in Italy and its repercussion on the blood system. Blood Transfus 2008, 4:199-210.
19. Gallian P, de Lamballerie X, Salez N, Piorkowski G, Richard P, Paturel L, Djoudi R, Leparc-Goffart I, Tiberghien P, Chiaroni J, Charrel RN. Prospective detection of chikungunya virus in blood donors, Caribbean 2014.Blood. 2014,123:3679-81.

20. Balayan MS, Andjaparidze AG, Savinskaya SS, et al. Evidence for a virus in non-A, non-B hepatitis transmitted via the fecal-oral route. Intervirology 1983; 20:23–31.
21. Pawlotsky J-M. Hepatitis E screening for blood donations: an urgent need? Lancet. 2014 384:1729-30.
22. Prusiner S. Prions. Proc. Natl. Acad. Sci. USA.1998 Vol. 95, pp. 13363–13383.
23. Hewitt PE, Llewelyn CA, Mackenzie J, Will RG. Creutzfeldt–Jakob disease and blood transfusion: results of the UK Transfusion Medicine Epidemiological Review study. Vox Sanguinis 2006, 91: 221–230.
24. McCutcheon S, Alejo Blanco AR, Houston EF, de Wolf C, Tan BC, et al. All Clinically-Relevant Blood Components Transmit Prion Disease following a Single Blood Transfusion: A Sheep Model of vCJD. PLoS ONE 2011,6: e23169.
25. Jackson GS, Burk-Rafel J, Edgeworth JA, Sicilia A, Abdilahi S, Korteweg J, Mackey J, Thomas C, Wang G, Schott JM, Mummery C, Chinnery PF, Mead S, Collinge J. Population Screening for Variant Creutzfeldt-Jakob Disease Using a Novel Blood Test. Diagnostic Accuracy and Feasibility Study. JAMA Neurol 2014,71:421-428.

Capítulo 4

Novas Técnicas Moleculares em Imuno-Hematologia

Carla Luana Dinardo
Lilian Castilho

INTRODUÇÃO

A utilização das ferramentas de biologia molecular tem sido fundamental na rotina laboratorial de imuno-hematologia, contribuindo para o aumento da segurança e eficácia transfusional dos pacientes transfundidos. Isto pode ser facilmente visualizado nos procedimentos de genotipagem de grupos sanguíneos, para suprir as deficiências das técnicas de fenotipagem por hemaglutinação, principalmente na fenotipagem de pacientes com transfusão recente, quando há hemácias do doador na circulação do receptor e, em pacientes com autoanticorpos.

Inicialmente, os testes moleculares em imuno-hematologia eram realizados por técnicas de PCR desenvolvidas "*in house*". Essas técnicas incluíam PCR-RFLP, PCR alelo-específico, sequenciamento de exons específicos e PCR em tempo real. Os iniciadores da reação (*primers*) eram desenhados para permitir a amplificação de determinado exon (ou exons) do DNA genômico que se desejava estudar. Se o gene era pequeno, a amplificação do cDNA completo produzia a informação para o gene inteiro.

Os testes "*in house*" foram rapidamente substituídos pelos microarranjos/chips de DNA que podem analisar modificações de nucleotídeos e pequenas deleções ou inserções permitindo que múltiplos ensaios sejam realizados na amostra, simultaneamente. Com a introdução dessa técnica que possibilita a análise de polimorfismos de grupos sanguíneos em larga escala, a técnica de sequenciamento Sanger[1] ganhou força na investigação das discrepâncias encontradas entre fenótipos e genótipos, identificação de alelos novos e resolução de discrepâncias Rh. Atualmente, o sequenciamento de nova geração (NGS) surge com grande potencial na identificação de alelos de grupos sanguíneos podendo-se prever que, uma vez implantado e com custo aceitável, esse procedimento poderá se tornar padrão.

As técnicas moleculares utilizadas na determinação de grupos sanguíneos estão classificadas em baixa resolução (AS-PCR, SSP-PCR, PCR-RFLP), média resolução (microarranjos de DNA, MALDI-TOF ou SNaPshot) e alta resolução (sequenciamento).

Neste capítulo, vamos abranger as técnicas moleculares de média e alta resolução que têm sido as mais utilizadas em imuno-hematologia.

TÉCNICAS MOLECULARES DE MÉDIA RESOLUÇÃO

As técnicas moleculares de média resolução apresentam alta capacidade pela possibilidade de análise de vários polimorfismos e várias amostras ao mesmo tempo, abrindo a perspectiva de utilização de plataforma integrada para doadores que substituirá os testes individuais.

Essas técnicas são consideradas de média resolução, pois não determinam todos os polimorfismos de grupos sanguíneos, apenas os alelos e variantes mais comuns de determinadas populações são incluídos, mas têm sido as mais utilizadas atualmente nos laboratórios de imuno-hematologia por possuírem plataformas rápidas de genotipagem (diversas amostras ao mesmo tempo), com excelente descriminação alélica, redução no número de procedimentos isolados (execução de um único PCR multiplex) e automatização[2,3].

Vários ensaios multiplex e plataformas comerciais automatizadas foram desenvolvidos para a realização dessa genotipagem de grupos sanguíneos em larga escala e podem ser classificadas em 4 categorias:

Técnicas de microarranjos de DNA (microarrays) em superfícies sólidas

Essas técnicas de microarranjos de DNA começaram a surgir em 2005[2-4] e podem ser definidas como ensaios de superfícies sólidas de pequenas dimensões com alta capacidade multiplex. A superfície sólida de um microarranjo de DNA geralmente consiste de chip ou de microesferas (*beads*) contendo sondas de oligonucleotídeos correspondentes a vários alelos de grupos sanguíneos fixadas em placa (vidro, náilon, sílica ou outros suportes). Estas técnicas utilizam PCR multiplex que faz a amplificação de vários polimorfismos simultaneamente por meio das sondas de oligonucleotídeos que, quando hibridizadas com DNA-alvo emitem fluorescência (de acordo com a quantidade de hibridização). A fluorescência emitida é detectada e interpretada por sistema automatizado capaz de avaliar a intensidade da fluorescência e fornecer resultados visualizados através de gráficos ou tabelas de genótipos[5]. As Figuras 4.1A e 4.1B exemplificam o princípio da técnica de *microarray* e como são identificados os alelos homozigotos e heterozigotos.

Nessa categoria de microarranjos a discriminação alélica pode ser feita pela extensão dos alelos específicos através da complementariedade das fitas de DNA (*BeadChip*) ou pela hibridização direta das sondas com os produtos de PCR (*BloodChip*). Ambas as plataformas são robustas, encontram-se comercialmente disponíveis e apresentam bom desempenho.

BeadChip

A plataforma *BeadChip* foi desenvolvida e validada pela empresa Bioarray Solutions e pelo New York Blood Center e tornou-se comercialmente disponível em 2006[3,6]. Esse sistema utiliza *beads* coloridas contendo sondas de oligonucleotídeos alelo-específicas fixadas em *chip* depositado sobre lâmina de vidro. A genotipagem pelo sistema *BeadChip* envolve a amplificação do DNA em PCR multiplex seguida pela desnaturação e hibridização da fita simples nas *beads* coloridas. Após incorporação de corante fluorescente e quando há complemen-

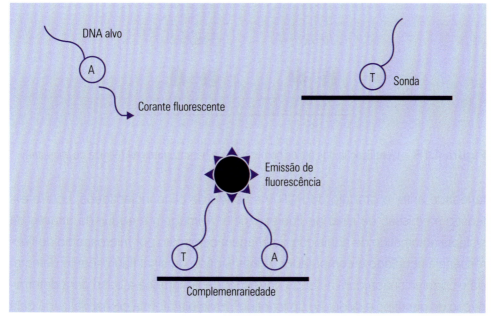

Figura 4.1A – Princípio da técnica de *microarray*.

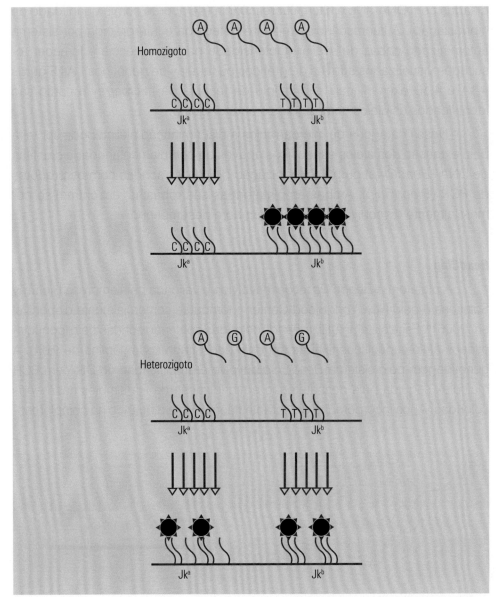

Figura 4.1B – Identificação dos alelos homozigotos e heterozigotos na técnica de *microarray*.

tariedade entre o produto de PCR e a sonda de oligonucleotídeos, ocorre extensão e emissão de sinal de fluorescência. A imagem é adquirida através de sistema automático de aquisição de imagem composto por microscópio de fluorescência acoplado a computador. A intensidade de sinal fluorescente detectada e correlacionada com a sonda correspondente fornece a base para determinação do genótipo e dedução do fenótipo[3]. Essa plataforma comercializada pela empresa Bioarray Solutions/Immucor (Warren, NJ, USA) permite a análise de 96 amostras em cinco horas e tem diferentes módulos disponíveis: *HEA BeadChip* que realiza a genotipagem de 24 alelos codificando 38 antígenos eritrocitários dos sistemas RH, KEL, FY, JK, MNS, LU, DI, DO, CO, LW, SC; *RHD BeadChip* que determina os alelos responsáveis pelas principais variantes *RHD* e, *RHCE BeadChip* que identifica os alelos responsáveis pelas principais variantes *RHCE*.

BloodChip

A plataforma *BloodChip* foi desenvolvida entre 2003 e 2006, por consórcio de laboratórios europeus através de projeto financiado pela Comissão Europeia (Projeto *BloodGen*) e atualmente é comercializada pela empresa Progenika/ Grifols (Derio, Espanha). Essa plataforma envolve a amplificação do DNA em reação de PCR multiplex[2], a marcação dos produtos amplificados e a hibridização dos mesmos com as sondas em lâmina de vidro[7]. *Scaner* a *laser* é utilizado para detectar a ligação com cada sonda e *software* específico determina o genótipo e deduz o fenótipo pela comparação da intensidade de ligação dos produtos de PCR marcados com a sonda. Essa plataforma é conhecida como *BloodChip* de referência pois discrimina 128 polimorfismos de grupos sanguíneos que codificam 33 antígenos clinicamente significantes dos sistemas ABO, RH, KEL, FY, JK, MNS, CO, DO, LU e DI. Esse sistema identifica também os alelos RHD responsáveis pelas principais variantes do antígeno RhD[7].

Técnicas de microarranjos de DNA (microarrays) fluídicas

Essas técnicas começaram a surgir em 2008 com a perspectiva inicial do desenvolvimento de plataformas que avaliassem grande número de amostras para muitos polimorfismos em curto período de tempo com custo reduzido. Com base neste conceito, foi inicialmente desenvolvida plataforma denominada de *open array* por possibilitar a inclusão de muitos polimorfismos em escala nano cuja vantagem é a redução do custo e a flexibilidade do ensaio[8]. Outra técnica que utiliza o sistema de *microarray* fluídico com a tecnologia Luminex xMAP e que já estava sendo utilizada para outros protocolos de genotipagem, especialmente para genotipagem HLA, também foi desenvolvida para genotipagem de alelos de grupos sanguíneos[9].

Open Array

Essa plataforma de genotipagem descrita em 2010[8] utiliza a reação de cadeia da polimerase nanofluídica em tempo real e é atualmente comercializada pela empresa Life Technologies (Carlsbad, CA, USA). Ela se baseia no ensaio de PCR TaqMan para genotipagem de polimorfismos de único nucleotídeo (SNPs), com a diferença que *primers* e sondas específicos são transferidos em estado líquido para *array* constituído por coleção de orifícios sobre placa de aço inoxidável. Como o exterior da superfície é hidrofóbico e o interior da superfície é hidrofílico, o líquido é mantido nos orifícios através de forças hidrostáticas e ação capilar. As placas são colocadas no equipamento QuantStudio™ 12K *Flex Real-Time PCR System* (Life Technologies) e os resultados dos genótipos são interpretados através de *software* específico. A vantagem deste sistema é o baixo volume (33 nL) utilizado na reação e a velocidade, o que possibilita a realização de 9.000 ensaios por dia. Além disso, o ensaio pode ser customizado para diferentes populações e laboratórios.

Luminex xMAP

A tecnologia xMAP, sistema Luminex descrita em 2006[10], possui várias aplicações na detecção de sequências de ácido nucleicos em única reação de PCR multiplex, incluindo as genotipagens de antígenos dos sistemas HLA e HPA e começou a ser aplicada para genotipagem de grupos sanguíneos em 2011 através do desenvolvimento de ensaios automatizados pela empresa Progenika Biopharma. O sistema Luminex é composto de citômetro de fluxo que utiliza sondas de oligonucleotídeos ligadas a *beads* coloridas, e *lasers* verde e vermelho para quantificar a intensidade de ligação de sequência de DNA com a sonda específica. Os produtos de PCR multiplex amplificados e marcados com biotina são detectados por hibridização direta nas *beads* cobertas com as sondas de oligonucleotídeos alelo-específicas marcadas com streptavidina. Quando as *beads* são analisadas pelo sistema Luminex, a presença do polimorfismo específico é determinada pela correlação do sinal de fluorescência intrínseco de cada microesfera na região de espectro vermelho, com a presença ou ausência de sinal fluorescente correspondente na região de espectro verde. Em 2013, foi desenvolvida pela empresa Progenika/Grifols (Derio, Espanha), nova plataforma denominada ID CORE XT que utiliza esta tecnologia. Esta plataforma analisa 29 polimorfismos que determinam 37 antígenos eritrocitários dos sistemas de grupos sanguíneos RH, KEL, FY, JK, MNS, DI, DO, CO, YT, LU.

Técnica de microarranjos de DNA (microarrays) com liberação/ionização de moléculas da matriz por espectrofotometria de massa (MALDI-TOF)

A técnica *MALDI-TOF* para genotipagem de SNPs de grupos sanguíneos foi desenvolvida em 2013 pela empresa Sequenon (San Diego, CA, USA) em conjunto com laboratório suiço[11] e atualmente é comercializada pela empresa Agena Bioscience (San Diego, CA, USA). Essa técnica se inicia com a amplificação de PCR multiplex, seguida por extensão alelo-específica de *primer* que hibridiza diretamente ao SNP de interesse. A fita simples de DNA resultante e oligonucleotídeos são depositados em um *chip* de sílica fixado em matriz de cristal. Essa matriz é irradiada com *laser* para liberação ou ionização das moléculas e para a separação e análise de diferentes biomoléculas com base nas propriedades físicas intrínsecas ou seja, proporcional ao peso molecular de cada molécula. Assim, moléculas de diferentes pesos moleculares são separadas. Após aquisição e processamento dos dados por espectrofotômetro de massa um gráfico é produzido com intensidade relativa no eixo y e peso molecular no eixo x. Cada pico no gráfico representa um fragmento de DNA. A vantagem desse método é que ele mede diretamente o peso molecular das moléculas de interesse sem a necessidade de utilização de fluorescência e possibilita a análise de mais de 40 SNPs por amostra em uma única reação de PCR multiplex. Essa plataforma é bastante automatizada e rápida e tem uma capacidade de analisar 150.000 SNPs por dia. A plataforma atualmente comercializada pela empresa Agena Bioscience (San Diego, CA, USA) é conhecida como Hemo ID™ Blood Group Genotyping Panel, analisa 167 polimorfismos que determinam 101 antígenos eritrocitários de 16 sistemas de grupos sanguíneos (RH, KEL, FY, JK, MNS, LU, DI, CO, DO, YT, CR, KN, LW, SC, IN, VEL) e possui cinco módulos.

Técnica de SNaPshot

A utilização da técnica de *SnaPshot* para genotipagem de antígenos eritrocitários de grupos sanguíneos surgiu como alternativa mais barata às plataformas de *microarrays*. Vários grupos desenvolveram ensaios de *SNaPshot* em PCR multiplex para determinação de SNPs de grupos sanguíneos com base na população ou realidade do laboratório[12-15]. Uma das principais aplicações da técnica de *SNaPShot* é a determinação de alelos de grupos sanguíneos de alta frequência para identificação de doadores de sangue antígenos negativos ou doadores raros[15].

SNaPshot é reação de minissequenciamento baseada na extensão de *primer* capaz de detectar um SNP e consiste de reação de PCR multiplex contendo amplicons flanqueando SNPs selecionados. Após purificação do PCR multiplex, realiza-se reação interna em que são adicionados um *primer* interno para cada SNP, dideoxinucleotídeos (ddNTPs) marcados com corantes fluorescentes e enzima polimerase. A reação interna é purificada, desnaturada com formamida e submetida a análise de fragmentos em sequenciador capilar.

Primers internos são críticos para a reação de *SNaPshot* uma vez que eles são responsáveis pela identificação dos SNPs e discriminação alélica. Os *primers* internos são desenhados para produzir diferentes tamanhos de fragmentos para que os SNPs sejam reconhecidos durante a migração no sequenciador capilar. Esses tamanhos são determinados pela adição de cauda no término 5`de cada *primer* interno, que pode ser poly (A), (C) ou (G), ou sequência *missense* repetida. Uma vez que cada *primer* interno termina exatamente um nucleotídeo antes do SNP, o alelo será determinado quando o ddNTP for incorporado no término 3`do *primer* interno. Assim, no final da reação, obtém-se vários amplicons de diferentes tamanhos e cores de fluorescência que correspondem a combinação particular entre migração e cor. Esta combinação é analisada por *software* específico capaz de determinar o alelo. Todos os passos desse protocolo estão representados na Figura 4.2.

O *SNaPshot* é método da Applied Biosystems (Foster City, CA, USA) e portanto, os reagentes, equipamento e *software* são adquiridos dessa empresa.

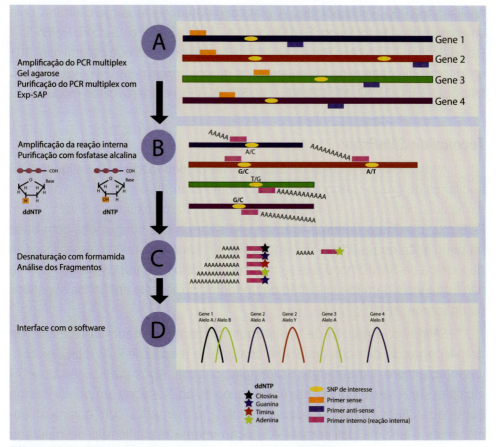

Figura 4.2 – Representação esquemática da técnica de SNaPshot.

TÉCNICAS MOLECULARES DE ALTA RESOLUÇÃO

Sequenciamento Sanger

A demanda pelo sequenciamento do DNA vem crescendo nos últimos anos e advém da necessidade de identificação de variações da sequência do genoma humano que possam justificar as alterações fenotípicas observadas na prática clínica. Há muitas formas de sequenciamento do genoma disponíveis, sendo o sequenciamento Sanger a técnica mais difundida e utilizada na maior parte dos laboratórios de genética.

Este método de sequenciamento foi descrito em 1977, por Sanger e cols. e se baseia na coexistência de dois processos de síntese de DNA complementar: o primeiro usando 2'-deoxinucleotídeos naturais (dNTP), que levam à síntese convencional da cadeia de DNA, e o segundo usando 2,3'-dideoxinucleotídeos (ddNTP), que levam ao término da síntese da cadeia[1]. A competição entre os processos de síntese e de término de cadeia resultam na geração de série de fragmentos de DNA de diferentes tamanhos, todos com ddNTP terminal (ddATP, ddTTP, ddGTP ou ddCTP).

Na técnica convencional, os fragmentos são separados por tamanho usando eletroforese de alta resolução e analisados para determinação da sequência de bases do DNA. Na técnica automatizada, existe a marcação do iniciador de reação (*primer*) ou dos ddNTP com reagente fluorescente específico. Os fragmentos marcados têm seus fluoróforos excitados pelo *laser* no sequenciador, levando à emissão de sinais fluorescentes de quatro cores distintas, uma cor para cada base. A identificação da cor permite a determinação de qual base (A, T, C ou G) está presente na extremidade do fragmento de DNA, sendo a posição desta base no genoma deduzida pelo tamanho do fragmento do qual ela advém. Após a análise de todos os fragmentos de DNA gerados no processo de término de cadeia, a sequência do DNA é revelada[16] (Figura 4.3).

Na rotina do laboratório de imuno-hematologia, a técnica de sequenciamento Sanger é indicada nas seguintes situações:

Discrepâncias entre genótipo e fenótipo eritrocitário

Existem situações em que o fenótipo deduzido do genótipo não é condizente com o fenótipo derivado de técnicas sorológicas convencionais. Nestas ocasiões, deve-se primeiramente excluir a existência de erros tanto na técnica de genotipagem (erros de pipetagem, amostras de DNA com baixa concentração/baixa pureza, contaminações) quanto na técnica sorológica (erros de

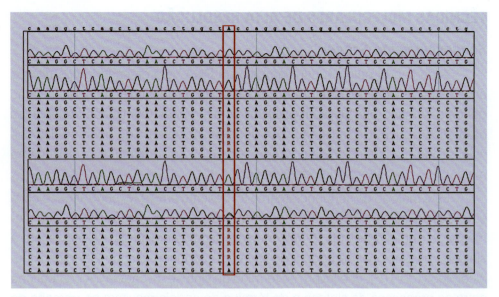

Figura 4.3 – *Layout* da análise do sequenciamento Sanger. Na parte superior da figura, observa-se a sequência de base do genoma, obtido na plataforma NCBI (www.ncbi.org). A região destacada em vermelho mostra o resultado do sequenciamento de 20 amostras em relação ao SNP A49G do gene CTLA4. Nas primeiras duas amostras sequenciadas e com gráfico exposto, existe troca A por G em homozigose, inferida pela presença de único pico na leitura da base. Na última amostra sequenciada e com gráfico exposto, a troca ocorre em heterozigose, visto que há a presença de dois picos na leitura da base. Finalmente, a penúltima amostra sequenciada e com gráfico exposto demonstra ausência da mutação. Das 20 amostras sequenciadas, dez apresentavam a mutação A49G em heterozigose, marcada pela letra R na sequência.

leitura de reação, ausência de controles de reação, antissoros não próprios para uso). Na ausência de erros de técnica, existem três hipóteses principais para justificar a discrepância encontrada:

- Presença de *códon* determinante de término de tradução de sequência de DNA (*stop códon*): ainda que o polimorfismo determinante do antígeno esteja presente na sequência do DNA, existe a presença adicional de trinca de bases que leva à interrupção da tradução da proteína codificada pelo gene e, assim, à ausência de expressão desta na membrana eritrocitária. O resultado dessa alteração é a fenotipagem demonstrando a ausência do antígeno e a genotipagem convencional, a presença do SNP que o codifica.

- Proteínas variantes: podem existir alterações adicionais na sequência de DNA (deleções, inserções, SNPs) que levem à formação de proteínas variantes cujo antígeno eritrocitário em estudo não seja identificado por determinados antissoros comerciais. Esse evento é muito comum no caso dos genes RHD e RHCE, mas pode ocorrer virtualmente com proteínas de qualquer sistema de grupo sanguíneo. Nestes casos, a fenotipagem pode mostrar ausência ou presença do antígeno na membrana eritrocitária e a genotipagem, a presença do SNP que o codifica. Pode haver discrepâncias no resultado da fenotipagem do antígeno com diferentes antissoros comerciais ou, ainda, a identificação de aloanticorpo com especificidade para o antígeno em questão mesmo na presença deste na membrana eritrocitária.

- Mutações em outros genes que influenciem a expressão do gene codificador de antígenos eritrocitários: a presença de determinadas mutações no mesmo cromossomo ou em cromossomos distintos do gene codificador do antígeno eritrocitário podem levar ao seu silenciamento. Em Imuno-hematologia, essa situação é mais bem exemplificada no caso do fenótipo dominante Lu (a-b-), em que há silenciamento do gene codificador da proteína (BCAM) decorrente da mutação *In(Lu)* em outro gene (KLF1). Nesses casos, a fenotipagem demonstra ausência antigênica, enquanto a genotipagem convencional, a presença do SNP codificador do antígeno.

Nas duas primeiras situações descritas (*stop códon e* proteínas variantes), o sequenciamento Sanger é o método de escolha para esclarecimento do fenótipo apresentado pelo paciente/doador. Deve ser realizado o sequenciamento de todos os éxons do gene em estudo ou de alguns éxons-alvo, sobretudo no caso dos genes *RHD* e *RHCE*, que são muito longos.

Elucidação de casos de variantes de antígenos RhD e/ou RhCE

Existem cerca de 200 alelos do gene *RHD* e mais de 80 tipos de antígenos RhD parcial/categoria descritos. A maior parte dos laboratórios de imuno-hematologia molecular dispõe de reações de PCR convencionais padronizadas ou de lâminas de *microarray* desenhadas para a identificação das variantes das proteínas RhD/RhCE mais prevalentes ou de maior relevância clínica. Entretanto, no caso de variantes novas ou não contempladas nas reações moleculares convencionais/lâminas de *microarray*, o sequenciamento Sanger dos éxons dos genes RHD e/ou RHCE está indicada. Os genes em questão são muito longos e, como consequência, a reação de sequenciamento Sanger é bastante trabalhosa. Existem iniciadores próprios a serem usados já padronizados para o sequenciamento de *RHD* e *RHCE*, visto que a alta homologia entre esses genes pode levar ao sequenciamento de éxons de um deles em vez do outro. Uma estratégia para simplificação da reação é o sequenciamento do cDNA obtido a partir da extração de RNA de reticulócitos. Entretanto, apesar da menor extensão da sequência a ser analisada usando essa técnica, as dificuldades inerentes ao processo de extração do RNA limitam sua utilização.

Identificação de mutações novas em casos de fenótipos raros

A identificação de fenótipos eritrocitários raros, decorrentes da perda de expressão de proteínas da membrana eritrocitária que contêm todos os antígenos de determinado grupo sanguíneo (fenótipo nulo ou *null*), pode ser o resultado de rastreamento sorológico ou molecular. No caso de rastreamento molecular por *microarray*, a presença de mutações que levam ao fenótipo nulo é suspeitada pela presença de discrepância entre fenotipagem e genotipagem, visto que o SNP codificador dos antígenos eritrocitários é evidenciado na reação molecular, mas o produto final não expressa a proteína portadora destes antígenos. As principais mutações que levam à perda de expressão das proteínas de maior relevância clínica (RhD, RhCE, Kell, Kidd e Duffy) estão contempladas no desenho da maioria das plataformas de *microarray*. Entretanto, no caso de perda de expressão de proteínas de outros sistemas de grupos sanguíneos ou da presença de fenótipo nulo não justificado pelas mutações do tipo *stop códon* mais prevalentes, o sequenciamento Sanger deve ser realizado para elucidação de mutações que justifiquem a perda de expressão proteica.

Ainda que o método Sanger seja estratégia muito útil de sequenciamento, ela apresenta algumas limitações. A primeira dela diz respeito ao fato de não ser técnica de larga escala (*high-throughput*), ou seja, não permitir o sequenciamento de mais de um fragmento por reação nem de mais de uma amostra por reação. A outra é a incapacidade de alocação das variações gênicas identificadas (SNPs, inserções ou deleções) em cada alelo estudado. Como veremos adiante, estas limitações são contornadas com a técnica de sequenciamento de nova geração. Ainda que apresente desvantagens, o método Sanger certamente atende às necessidades do laboratório de biologia molecular, representando a ferramenta de escolha para sequenciamento em imuno-hematologia.

Sequenciamento de nova geração (Next Generation Sequencing – NGS)

O NGS revolucionou a pesquisa genômica, visto que possibilitou o sequenciamento do genoma completo em dias, prazo incrivelmente menor do que o requerido pelo sequenciamento Sanger para realizar a mesma tarefa. Todas as plataformas de NGS realizam o sequenciamento em paralelo de milhões de fragmentos de DNA, o que garante seu aspecto *high-throughput* (larga escala): sequenciamento de múltiplos genes e amostras na mesma reação. Ainda que o NGS possa ser utilizado para sequenciamento completo de genomas ou de exomas, a seleção de múltiplas regiões de interesse do genoma (múltiplos genes) a serem sequenciadas representa estratégia custo-efetiva e mais plausível para ser aplicada na pesquisa em imuno-hematologia[17].

A reação original do NGS envolve três etapas:

- *Preparo da biblioteca genômica:* as regiões de interesse a serem sequenciadas devem ser selecionadas antes da amplificação, etapa denominada como preparo de biblioteca. Para tal, existem duas estratégias básicas a serem aplicadas: múltiplas reações de PCR, em que *primers* flanqueando as regiões de interesse são utilizados e permitem a amplificação dos fragmentos selecionados, e a hibridização das regiões de interesse com sondas complementares desenhadas. Em imuno-hematologia, o sequenciamento dos genes *RHD* e *RHCE* usando NGS deve ser feito utilizando a estratégia de hibridização e captura por sondas, visto que a homologia entre os dois genes é alta e o desenho dos *primers* pode levar ao sequenciamento de um gene em vez do outro.

- *PCR em emulsão:* As regiões de interesse selecionadas são acopladas a adaptadores que se ligam a microesferas (*beads*). Estas são capturadas por micelas lipídicas, onde ocorre amplificação clonal dos fragmentos de DNA da biblioteca, etapa denominada PCR em emulsão.

- *Pirosequenciamento ou sequenciamento por síntese:* Após o PCR em emulsão, as micelas lipídicas são depositadas em placa de sílica, em que estão distribuídos os reagentes para sequenciamento. Os amplicons gerados na etapa anterior são então sequenciados valendo-se do método determinado pirosequenciamento: a cada incorporação de nucleotídeo pela polimerase, há a liberação de pirofosfato, com emissão de luz.

É importante ressaltar que a reação em três etapas aqui descrita representa a primeira plataforma de NGS lançada no mercado. Atualmente, existem outras plataformas cuja técnica difere em relação à original, mas mantêm o mesmo racional, que é o sequenciamento em paralelo de múltiplos fragmentos de DNA. Enquanto a reação original permitia o sequenciamento de 500 milhões de bases em poucas horas, as plataformas mais novas sequenciam bilhões de bases em uma corrida.

As principais vantagens do NGS em comparação ao método Sanger são a rapidez e capacidade de sequenciamento em larga escala (*high-throughput*). O NGS permite também melhor avaliação de inserções e deleções, além de clareza na alocação das variações gênicas em seus respectivos alelos (resolução de ambiguidade cis/trans). As desvantagens do método são a necessidade de expertise profissional para análise e interpretação dos dados e o custo, que ainda é alto em comparação ao método Sanger.

A aplicação do NGS para sequenciamento dos genes codificadores das proteínas dos principais sistemas de grupos sanguíneos já foi padronizada com sucesso[18]. A estratégia descrita permite o sequenciamento dos genes dos grupos sanguíneos MNS, LU, KEL, FY, JK, DI, Yt, SC, DO, CO, LW, CR, KN e RH em única reação. O único sistema de grupo sanguíneo que falhou na fase de padronização foi o ABO, pela presença de homopolímeros. Apesar de ser uma estratégia válida de genotipagem de antígenos eritrocitários, o alto custo desta reação a torna pouco atrativa em relação às estratégias multiplex, principalmente o *microarray*.

Considerando as vantagens descritas para o NGS, sua aplicação mais racional e custo-efetiva em imuno-hematologia envolve o sequenciamento dos genes *RHD* e *RHCE* em casos de variantes proteicas[19]. As variantes de RHD e RHCE podem exibir múltiplos SNPs por alelo, com ambiguidade cis/trans, além de inserções e deleções, que são variações genéticas facilmente identificadas pelo NGS. Mais além, o NGS permite a identificação de novas mutações que levem a variantes de RHD e RHCE não contempladas pelas plataformas comerciais de *microarray*, fazendo-o de forma menos trabalhosa e mais rápida que o método Sanger. Entretanto, tendo em vista o custo do NGS, sua aplicação em imuno-hematologia ainda é realizada majoritariamente em caráter de pesquisa.

CONCLUSÃO

Técnicas moleculares desenhadas para identificar alelos e deduzir antígenos de grupos sanguíneos clinicamente significativos são ferramentas úteis para suprir as limitações das técnicas sorológicas e garantir maior segurança transfusional. Do ponto de vista clínico, a utilização das técnicas moleculares depende da complexidade do caso. Na maioria dos casos, as técnicas de *microarray* têm conseguido resolver os problemas e possibilitado análises rápidas e automatizadas com respostas eficientes. No entanto, pequeno número de casos que não são resolvidos pelas técnicas de *microarray* ainda necessita ser resolvidos pelo sequenciamento Sanger. A técnica emergente de sequenciamento de nova geração (NGS) fornece a possibilidade de investigação de casos complexos que ainda permanecem sem solução. A principal vantagem da técnica de NGS é a capacidade de resolver variantes raras e novas e o potencial de alta *performance*. Acreditamos que no futuro a técnica de NGS irá substituir as plataformas de *microarray* atualmente utilizadas nos laboratórios de imuno-hematologia. Semelhante a censo demográfico, a identificação dos sistemas de grupos sanguíneos por meio de avançadas técnicas de tipagem por DNA ajudará a desenvolver procedimentos mais seguros para transfusão, a cadastrar portadores de sangues raros e a prevenir doenças hemolíticas em recém-nascidos causadas por incompatibilidade sanguínea dos pais.

REFERÊNCIAS BIBLIOGRÁFICAS

1. Sanger F, Nicklen S, Coulson AR. DNA sequencing with chain-terminating inhibitors. Proceedings of the National Academy of Sciences of the United States of America. 1977;74:5463-7.
2. Beiboer SHW, Wieringa-Jelsma T, Maaskant-van Wijk PA, et al. Rapid genotyping of blood group antigens by multiplex polymerase chain reaction and DNA microarray hybridization. Transfusion 2005; 45:667-79.
3. Hashmi G, Shariff T, Seul M, Vissavajjhala P, Hue-Roye K, Charles-Pierre D, Lomas-Francis C, Chaudhuri A, Reid ME. A flexible array format for large-scale, rapid blood group DNA typing. Transfusion 2005; 45: 680-8.
4. Denomme GA, Van Oene M. High-throughput multiplex single-nucleotide polymorphism analysis for red cell and platelet antigen genotypes. Transfusion 2009; 45:660-5.
5. Petrik J. Microarray technology: the future of blood testing? Vox Sang 2001; 80:1-11.
6. Hashmi G, Shariff T, Zhang Yi, Cristobal J, Chau C, I Seul M, et al. Determination of 24 minor red blood cell antigens for more than 2000 blood donors by high-throughput DNA analysis. Transfusion 2007; 47: 736-47.
7. Avent ND, Martinez A, Flegel WA, Olsson M, Scott ML, et al. The BloodGen project: toward mass-scale comprehensive genotyping of blood donors in the European Union and beyond. Transfusion 2007; 47:40S-46S.
8. Hopp K, Weber K, Belíssimo D, Johnson ST, Pietz B. High-throughput red blood cell antigen genotyping using a nanofluidic real-time polymerase chain reaction platform. Transfusion 2010; 50:40-46.
9. Karpasitou K, Drago F, Crespiatico L, Paccapelo C, et al. Blood group genotyping for Jka/Jkb, Fya/Fyb, S/s, K/k, Kpa/Kpb, Jsa/Jsb, Coa/Cob and Lua/Lub with microarray beads. Transfusion 2008; 48:505-512.
10. Dunbar SA. Application of Luminex xMAPTM technology for rapid, high-throughput multiplexed nucleic acid detection. Clínica Chimica Acta 2006; 363:71-82.
11. Gassner C, Meyer S, Frey BM, Vollmert. Matrix-assisted laser desorption/ionisation, time-of-flight mass spectrometry-based blood group genotyping-the alternative approach. Transfusion Medicine Reviews2013; 27:2-9.

12. Palacajornsuk P, Halter C, Isakova V, et al. Detection of blood group genes using multiplex SNaPshot method. Transfusion 2009;49: 740-9.
13. Di Cristofaro J, Silvy M, Chiaroni J, Bailly P. Single PCR multiplex SNaPshot reaction for detection of eleven blood group nucleotide polymorphisms: optimization, validation, and one year of routine clinical use. J Mol Diagn 2010;12: 453-60.
14. Silvy M, Simon S, Gouvitsos J, et al. Weak D and DEL alleles detected by routine SNaPshot genotyping: identification of four novel RHD alleles. Transfusion 2011;51: 401-11.
15. Latini FR, Gazito D, Arnoni CP, et al. A new strategy to identify rare blood donors: single polymerase chain reaction multiplex SNaPshot reaction for detection of 16 blood group alleles. Blood Transfus 2014;12:256-63.
16. Metzker ML. Emerging technologies in DNA sequencing. Genome Research. 2005;15:1767-76.
17. Pareek CS, Smoczynski R, Tretyn A. Sequencing technologies and genome sequencing. Journal of Applied Genetics. 2011;52:413-35.
18. Fichou Y, Audrezet MP, Gueguen P, Le Marechal C, Ferec C. Next-generation sequencing is a credible strategy for blood group genotyping. British Journal of Haematology. 2014;167:554-62.
19. Stabentheiner S, Danzer M, Niklas N, Atzmuller S, Proll J, Hackl C, et al. Overcoming methodical limits of standard RHD genotyping by next-generation sequencing. Vox Sanguinis. 2011;100:381-8.

| Capítulo 5 |

Púrpura Trombocitopênica Trombótica: Classificação, Diagnóstico, Tratamento e Futuras Investigações

Alfredo Mendrone Jr
José Francisco Comenalli Marques Junior

INTRODUÇÃO

Em medicina, o termo aférese significa separação dos componentes sanguíneos através de equipamento automatizado, seguida da retenção de um desses componentes e retorno dos componentes remanescentes ao doador ou paciente. O princípio dos equipamentos de aféreses baseia-se no processamento do sangue em circuito extracorpóreo, separando os diversos componentes por centrifugação, ou por filtração. Os equipamentos de aférese que utilizam a centrifugação como método para separação são os mais comuns no nosso meio e a separação somente é possível em decorrência da diferença da densidade existente entre os componentes do sangue. Esta propriedade é regida pela lei de Stokes, princípio físico do comportamento de partículas esféricas imersas em líquido viscoso e submetido a ação gravitacional, modificada para as condições do sangue por Hawskley e Vand[1].

Atualmente, os equipamentos disponíveis no mercado permitem a realização de procedimentos de aférese de forma rápida, segura e eficiente, tornando a aférese terapêutica importante opção em terapia clínica para grande diversidade de doenças. No entanto, esses procedimentos não são isentos de riscos; por isso, as indicações devem ser analisadas e discutidas minuciosa e conjuntamente entre o médico do paciente e o médico hemoterapeuta, considerando a sua influência no curso da doença, as fases da doença onde devam ser empregados, as contraindicações gerais e específicas e os efeitos colaterais.

Nos últimos anos, as indicações dos procedimentos de aféreses terapêuticas têm se baseado em níveis de evidência, cujas revisões e catálogos foram publicados pela primeira vez em 1986, pela Associação Americana de Bancos de Sangue (AABB) em conjunto com a Sociedade Americana para Aféreses (ASFA). Essas publicações foram revistas em 1993, 2000, 2007, 2010 e, mais recentemente, em 2013[2]. Essas publicações são mundialmente reconhecidas e utilizadas como diretrizes para as indicações e orientações práticas dos procedimentos de aféreses terapêuticas.

Além dessas revisões, reuniões e discussões de consensos são regularmente realizados para aprimorar o conhecimento sobre indicações, contraindicações, limitações e detalhamento técnico desta importante ferramenta terapêutica. Exemplo dessas importantes iniciativas foi o Consenso em classificação, diagnóstico, manuseio e futuras pesquisas em Púrpura Trombocitopênica Trombótica PTT). Esse consenso aconteceu durante o 33° encontro anual da ASFA em Atlanta, e culminou com importante publicação em 2014[3], a qual detalha o estado da arte e delineia as condutas atuais e as perspectivas futuras dos procedimentos de troca plasmática nessa doença.

PÚRPURA TROMBOCITOPÊNICA TROMBÓTICA (PTT)

A PTT é doença rara, caracterizada pela presença de anemia hemolítica microangiopática (AHMA) e trombocitopenia. Ao diagnóstico, muitos pacientes apresentam também sintomas neurológicos e envolvimento renal e, com menos frequência, febre. No passado, o aparecimento conjunto desses cinco sinais e sintomas era esperado para a confirmação diagnóstica de PTT. No entanto, atualmente, AHMA sem causa definida associada à trombocitopenia são achados suficientes para o diagnóstico da doença e início da terapia com troca plasmática (TP). Embora existam outras condições clínicas que podem se apresentar com AHMA e trombocitopenia como resultado de microangiopatia trombótica, em geral essas condições não se beneficiam de TP, como a PTT.

A etiologia da PTT é atribuída à deficiência grave da enzima ADAMTS13, causando persistência na circulação de multímeros do fator de von Willebrand de altíssimo peso molecular, os quais induzem à formação de microtrombos em pequenos vasos sanguíneos com alta tensão de cisalhamento. Na forma congênita, a deficiência da enzima é decorrente de alteração genética; por outro lado, na forma adquirida, a deficiência é devida a presença de anticorpo do tipo IgG[4,5].

Apesar da redução da mortalidade da doença de mais de 90% para menos de 20% após a introdução da TP[6], muitos pacientes têm recorrência da doença ou são refratários à TP e necessitam de outras intervenções terapêuticas[7].

A CONFERÊNCIA DE CONSENSO

A reunião de Consenso englobou conceitos em definição, classificação, fisiopatologia, diagnóstico, tratamento e futuras pesquisas em PTT. Sete especialistas em PTT (James N. George, University of Oklahoma Health Sciences Center, Oklahoma, OK; Johanna Kremer Hovinga, University Clinic of Hematology, Bern University Hospital and the University of Bern, Bern, Switzerland; Thomas Raife, University of Iowa DeGowin Blood Center, Iowa City, IA; Gail Rock, University of Ottawa, Ottawa, Ontario, Canada; J. Evan Sadler, Washington University School of Medicine, St. Louis, MO; Ravi Sarode, UT Southwestern Medical Center, Dallas,TX ae Han-Mou Tsai, E-Da Hospital in Kaohsiung, Taiwan; Albert Einstein College of Medicine and Montefiore Medical Center, Bronx, New York) foram convidados a responder questões formuladas por um subcomitê de aplicações clínicas da ASFA. Após reuniões presenciais e "conference-calls", o subcomitê elaborou questões sobre o assunto. Após cada apresentação, os mais de 100 participantes presentes puderam submeter questões aos moderadores. Após a conferência, o subcomitê teve acesso a todas as apresentações e elaborou manuscrito para publicação. A publicação ocorreu em 2014, com o título: *Thrombotic Thrombocytopenic Purpura: 2012 American Society for Apheresis (ASFA) Consensus Conference on Classification, Diagnosis, Management, and Future Research*[3]. A seguir, são descritos aspectos relevantes publicados no manuscrito.

Classificação e definição da PTT

Como podem ser classificadas as microangiopatias trombóticas para que a troca plasmática possa ser realizada de maneira mais criteriosa?

As microangiopatias trombóticas são comumente caracterizadas por anemia hemolítica microangiopática, teste direto de Coombs negativo, plaquetopenia, padrão variável de dano tissular decorrente da trombose do leito microvascular, englobando muitas condições clínicas e fisiopatológicas. A PTT, sendo microangiopatia trombótica, foi a primeira a ser descrita com uma constelação de cinco sinais e sintomas: anemia hemolítica microangiopática, plaquetopenia, alterações neurológicas, insuficiência renal e febre. A vantagem dessa classificação é sua simplicidade e a quase imediata disponibilidade de informações para se fazer o diagnóstico e instituir o tratamento precocemente. Desvantagem importante é a baixa especificidade desse diagnóstico. Durante os últimos 20 anos, grande esforço foi direcionado ao entendimento da fisiopatologia da PTT para se distanciar de diagnóstico meramente clínico em direção a diagnóstico baseado em mecanismos fisiopatológicos. Sabemos atualmente que a PTT é decorrente de defeito na proteólise dos multímeros do fator de von Willebrand (vWF) causado por processo autoimune direcionado contra a ADAMTS13[4,5] ou pela deficiência congênita dessa enzima[8,9]. Portanto, descrição clínica plausível da PTT consiste unicamente na presença de microangiopatia trombótica sem condição predisponente, e sem insuficiência renal oligúrica à apresentação do quadro. Entre os pacientes que estão nessa descrição, 40% a 100% apresentam nível de atividade da ADAMTS13 inferior a 10% ao diagnóstico, e pelo menos 80% terão boa resposta à troca plasmática.

Nota-se que a síndrome da PTT está correlacionada com a deficiência severa da ADAMTS13 que, por sua vez, se correlaciona com o risco de recaída[10,11]. Como a determinação do nível de atividade da ADAMTS13 tem se tornado mais amplamente utilizada, tem se observado que alguns pacientes com deficiência grave de ADAMTS13 podem se apresentar com trombose microvascular grave, até com risco de morte, sem anemia hemolítica microangiopática. Essas observações sugerem que, para alguns pacientes, a deficiência da ADAMTS13 possa ser critério mais importante para o diagnóstico do que a própria presença de microangiopatia trombótica.

Quais os diagnósticos diferenciais que devem ser considerados em casos suspeitos de PTT?

Apesar da microangiopatia trombótica muitas vezes ser importante fator para o diagnóstico da PTT, é importante ressaltar que ela também ocorre em muitas outras doenças que não PTT e que devem ser consideradas antes da escolha terapêutica (Tabela 5.1). O histórico clínico, assim como resultados de exames laboratoriais indicativos de comprometimento renal, como aumento da creatinina, hematúria, etc., e, possivelmente, o exame da medula óssea para detectar metástases, são elementos importantes durante o processo de diferenciação diagnóstica.

Existem situações de PTT ou similaridades em que a troca plasmática não deve ser utilizada?

Muitas vezes, o diagnóstico diferencial da PTT é bastante desafiador. Entretanto, apesar da similaridade na apresentação clínica e da alta mortalidade dos pacientes com PTT, existem algumas condições onde o início precoce da troca plasmática não é efetivo e, possivelmente, até danosa. Por exemplo, a Síndrome Hemolítico-Urêmica (SHU), uma microangiopatia trombótica com insuficiência renal oligúrica ou anúrica à apresentação, raramente é associada à deficiência da ADAMTS13. Na SHU associada à Shiga-toxina (Stx-SHU) não tem sido demonstrada resposta favorável com a terapia de troca plasmática, não devendo ser instituída nesses pacientes. Na SHU atípica, situação associada, em mais de 60% dos pacientes, a defeito na regulação do complemento, também foi demonstrado resposta limitada à troca plasmática. Outras modalidades alternativas de tratamento, como o uso de Eculizumab, foram aprovadas para o tratamento da SHU atípica. No entanto, um ciclo de troca plasmática deve ser garantido em pacientes com SHU atípica.

Quais são os critérios clínicos e laboratoriais mínimos para o início dos procedimentos de troca plasmática em pacientes com microangiopatia trombótica ou PTT?

Atualmente, é defendida pela comunidade médica científica que, em pacientes com PTT sem outra explicação para o quadro clínico manifestado, o início da troca plasmática não deve ser protelado. No entanto, outros elementos importantes para o diagnóstico devem ser valorizados e pesquisados, incluindo principalmente a demonstração da deficiência da atividade da ADAMTS13 e a vigilância contínua dos pacientes para outras possíveis causas de PTT.

Como devem ser classificadas as drogas que podem induzir PTT?

As várias medicações associadas com PTT podem ser genericamente divididas em dois grupos baseados no mecanismo da PTT: autoimune e não autoimune (provavelmente tóxica). Ticlopidina e quinina constituem o primeiro grupo, enquanto os inibidores de calcineurina, gemcitabina, mitomicina C, clopidogrel e bevacizumab estão entre os do segundo grupo. A resposta à troca plasmática e aos níveis de ADAMTS13 variam entre as drogas que induzem a PTT.

Tabela 5.1 – Doenças a serem consideradas antes de iniciar a terapia

Microangiopatia trombótica	
Mecanismos que podem estar envolvidos	**Doenças a serem consideradas**
Deficiência de ADAMTS13	Transplantes
Defeito na regulação do Complemento	Infecção (p. ex.: HIV)
Shiga-toxina	Pré-eclâmpsia, síndrome HELPP
Doença neoplásica disseminada	Síndrome antifosfolípide catastrófica
Hipertensão maligna	Medicações: autoimune (ticlopidina, quinina)
Vasculite	Medicações: tóxica (calcineurina, gencitabina, mitomicina C, clopidogrel, bevacizumab)
Associada a neuramidase	
Defeito metabólico da cobalamina	

É possível estabelecer padrões de definições de resposta, recaída, exacerbação, remissão, etc.?

Padronização de alguns termos básicos relacionados à definição da doença, manuseio e avaliação de resposta é fundamental para qualquer progresso em termos de conhecimento da doença. Entre os benefícios importantes de padronizar alguns termos podemos incluir a habilidade de se comparar estudos, habilidade de facilitar estudos com várias instituições, reconhecimento de erros diagnósticos e habilidade de se identificar subgrupos com diferentes fisiopatologias, resposta ao tratamento e complicações[6,7,12]. A Tabela 5.2 resume algumas definições propostas para PTT.

Tabela 5.2 – Definições propostas para PTT

Resposta ao tratamento	Contagem plaquetária superior a 150 × 10^9/L por 2 dias consecutivos, acompanhada por normalização do DHL e estabilização ou melhora dos sinais neurológicos.
Resposta sustentada ao tratamento	Resposta ao tratamento (como definido acima) com duração de pelo menos 30 dias após descontinuação da troca plasmática.
Exacerbação da doença	Recorrência da doença dentro de 30 dias após atingir resposta ao tratamento.
Recaída da doença	Recorrência da doença após 30 dias de atingir resposta ao tratamento.
Doença refratária	Sem resposta ao tratamento após 30 dias e/ou resposta ao tratamento não durável após 60 dias.

Diferentes padrões de resposta à troca plasmática têm sido reconhecidos, tais como: melhora constante progressiva, melhora constante seguida por diminuição dramática e inesperada da contagem de plaquetas durante o tratamento, entre outros. Há algum padrão clinicamente significativo?

Vários cursos diferentes de evolução da PTT tratados com troca plasmática têm sido identificados. Esses diferentes cenários provavelmente são associados à diferenças na taxa de recuperação da ADAMTS13 entre os pacientes, assim como ao mecanismo da doença, o qual pode não estar diretamente relacionado à deficiência de ADAMTS13. No sentido de prover conclusão compreensível a respeito dessa variabilidade, estudos bem delineados se fazem necessários.

Fisiopatologia da PTT

Nosso conhecimento da fisiopatologia da PTT tem evoluído gradualmente nos últimos 30 anos desde a descrição das anormalidades do vWF na PTT congênita. Entretanto, outras condições clínicas mimetizam PTT e replicam os achados laboratoriais da PTT. O único achado histológico encontrado em tecidos de pacientes com PTT é a presença de microtrombos de vWF e plaquetas nas arteríolas e capilares, com pouca ou nenhuma angiopatia (alterações inflamatórias). Os microtrombos são vistos nesses vasos porque essas áreas apresentam alta poder de cisalhamento, o que faz com que o vWF tenha forma mais alongada, aumentando sua capacidade de se ligar à plaquetas[13].

Qual o papel da ADAMTS13 na PTT?

A deficiência da ADAMTS13 representa o mecanismo molecular da trombose microvascular na PTT. Quando a atividade da ADAMTS13 está muito deficiente, o vWF torna-se progressivamente ativado pela tensão de cisalhamento na circulação, levando à agregação das plaquetas com o vWF, e trombose microvascular.

Qual definição de deficiência severa de ADAMTS13 deve ser utilizada: < 5% ou <10%, comparado à deficiência moderada < 30%? Esta classificação pode ser padronizada?

O nível de corte de 5% ou 10% para a trombose ativa na PTT depende dos ensaios utilizados. A diferença não é crítica. A questão crítica é definir se qualquer ensaio de dosagem de ADAMTS13 conseguirá discriminar a deficiência grave nos casos de PTT e as deficiências leves, ou atividade normal, nos casos de outros tipos de anemias hemolíticas microangiopáticas que não PTT.

A deficiência grave de ADAMTS13, com ou sem autoanticorpos, caracteriza condições fisiopatologicamente distintas?

O estudo que mistura plasma para detectar inibidores contra a ADAMTS13 demonstra resultados positivos somente em 80% a 90% dos pacientes com autoanticorpos. Pelo fato do nível de inibidor em determinado paciente poder flutuar, ele não pode ser correlacionado com o tempo para se atingir remissão sustentada ou com o risco de recaída subsequente. Questão crítica com a qual os clínicos devem se preocupar é como distinguir deficiência autoimune de ADAMTS13 com os resultados de testes negativos para inibidores, de pacientes que apresentam deficiência congênita de ADAMTS13. Recuperação completa ou parcial do nível de ADAMTS13 durante a remissão, ou resposta inadequada à terapia com plasma, suporta hipóteses de deficiência autoimune da ADAMTS13, enquanto a deficiência parcial ou severa em pais, irmãos ou filhos favorecem a deficiência genética da ADAMTS13.

Se um paciente se apresentar com deficiência GRAVE, mas sem inibidor, e depois, durante o tratamento com troca plasmática, desenvolver forte inibidor, o que isso pode sugerir acerca do mecanismo fisiopatológico da PTT?

O nível de inibidor da ADAMTS13 é bastante instável, especialmente durante as primeiras semanas do episódio agudo. Assim, utilizando o estudo convencional de mistura de plasma, o nível de inibidor pode ser muito baixo em determinado momento da doença para ser detectado, não significando que ele era ausente à apresentação e se desenvolveu depois do início do tratamento.

Existem alternativas etiológicas para PTT?

Atualmente, a PTT é definida como doença protrombótica resultante de deficiência da ADAMTS13 devido à mutação genética ou de inibidores autoimunes. No momento, não há exceção para a associação entre trombose microvascular difusa decorrente de plaquetas-vWF como a observada na PTT e deficiência grave da ADAMTS13.

Qual o papel da deficiência do fator complemento congênito ou adquirido na SHU atípica (aSHU)?

Regulagem defeituosa na via alternativa do sistema complemento é detectada em 50% a 70% dos pacientes com aSHU. A maioria dos pacientes com aSHU, se não todos, se beneficiam do tratamento anticomplemento com Eculizumab, sugerindo que a trombose microangiopática resulta de ativação incontrolável do sistema complemento, mesmo nos pacientes em que defeitos na regulação do sistema complemento não são detectáveis.

Há diferenças no resultado clínico em relação aos diferentes defeitos moleculares em PTT congênita? Qual é a relação entre ADAMTS13 e tipo sanguíneo, obesidade, doença hepática, etc., e quais fatores têm sido identificados como possíveis fatores de risco para PTT?

Ainda não é bem conhecido como diferentes mutações interferem na severidade da PTT, uma vez que, com raras exceções, as mutações na ADAMTS13 não são recorrentes, tendo sido detectadas somente em linhagens individuais. Por outro lado, irmãos com as mesmas mutações podem exibir diferença fenotípica importante em termos de severidade da doença. Acredita-se que isso seja reflexo ou consequência de modificadores genéticos ou fatores ambientais. A associação do tipo sanguíneo ABO com PTT se baseia em estudo no qual a definição de PTT foi imprecisa e a evidência da associação do tipo sanguíneo ABO ou obesidade com a PTT não foi convincente. Muitas vezes, esses estudos são influenciados por seleção imprópria do grupo controle para comparação. Com exceção de poucos pacientes que contraíram infecções por vírus C da Hepatite ou HIV durante a transfusão de plasma, a maioria dos pacientes com PTT não tem doença hepática.

Testes laboratoriais na PTT

Qual a sensibilidade, especificidade e valor preditivo dos ensaios disponíveis de determinação da ADAMTS13, incluindo os de inibidores e de autoanticorpos?

Três estudos multicêntricos foram publicados comparando a performance de diferentes ensaios para detectar a atividade da ADAMTS13. Dois estudos, um com 30 amostras de plasma e outro com 60 amostras de plasma, utilizaram diferente número de ensaios, variando de 5 a 11 ensaios[14,15]. Os resultados demonstraram que a maioria dos métodos foram hábeis e confiáveis para detectar deficiência grave de ADAMTS13 de menos de 5%, o que corresponde geralmente ao seu menor limite de detecção. Os estudos também mostraram boa correlação entre os valores esperados e observados de atividade da ADAMTS13, com pequena variação.

Quais são as variáveis pré-analíticas, analíticas e pós-analíticas que afetam o teste? Quais são os critérios para amostra ideal (tempo de coleta, tipos de anticoagulantes)? Quais os impactos da transfusão de produtos sanguíneos (hemácias, plaquetas ou plasma) no ensaio?

Uma vez que vários fatores pré-analíticos podem afetar os ensaios, a escolha da amostra para medir a ADAMTS13 tem efeito importante no resultado[10,16,17]. A maioria dos laboratórios utiliza plasma citratado ou mesmo soro, com resultados comparáveis entre os diversos métodos. Pelo fato do EDTA inibir a enzima, esse anticoagulante não é adequado. Amostras coletadas após o paciente ter recebido plasma ou transfusões de componentes contendo plasma, podem prover erroneamente níveis mais altos de ADAMST13 devido à transferência exógena passiva da enzima. No sentido de preservar a atividade enzimática, amostras de plasma ou soro devem ser transportados congelados para o laboratório de referência onde os testes serão realizados.

Existe ensaio disponível que pode prover resultado em tempo real para permitir decisão clínica imediata? Isso é possível?

No momento, a despeito da variedade das abordagens para medida da atividade enzimática, nenhum provê resultados em tempo real para imediata decisão terapêutica. Por essa razão, testes laboratoriais prontamente disponíveis, como contagem plaquetária, e dosagem de lactato desidrogenase (LDH) e dos níveis de creatinina, devem ser prontamente utilizados no diagnóstico clínico da PTT para iniciar os procedimentos de troca plasmática.

Quais são as armadilhas dos ensaios atualmente disponíveis de atividade da ADAMTS13 para adequada medida da ADAMTS13?

Interferências teste-específicas são conhecidas na literatura. O método FRETS-VWF73, o mais utilizado nos Estados Unidos, é afetado por hiperbilirrubinemia, e hemoglobina livre no plasma[17,18]. Em plasmas com níveis de bilirrubinas iguais ou superiores a 100 mmol/L (5,8 mg/dL), a interferência pode causar falsa deficiência grave de ADAMTS13 sugestiva de PTT idiopática em pacientes com outras microangiopatias trombóticas que apresentam atividade da ADAMTS13 pouco reduzida ou normal. Desde que esse grau de hiperbilirrubinemia não é incomum em pacientes com hemólise ativa, isso é problema potencial do teste. Hemoglobina livre em níveis de 0,2 g/dL ou maior também interfere em testes baseados em fluorescência e pode detectar atividade da ADAMTS13 falsamente baixa.

Vários estudos têm avaliado a atividade da ADAMTS13 em pacientes com sepse ou coagulação intravascular disseminada (CIV), com o objetivo de avaliar a especificidade da enzima na PTT. Utilizando FRETSvWF73, nenhum dos 40 pacientes na Suíça (que também usou o Imunoblot) e nenhum dos 30 pacientes da França demonstraram valores inferiores a 5% de atividade da enzima[19,20]. No entanto, Bockmeyer e cols. na Alemanha encontraram atividade inferior a 10% usando CBA em 19 de 267 (7,1%) amostras de pacientes com sepsis e CIV[21]. Entre pacientes japoneses 15,6% de pacientes sépticos apresentaram atividade de ADAMTS13 < 5% quando testados com Imunoblot[22]. Irmãos assintomáticos de pacientes com PTT hereditária com deficiência grave de ADAMTS13 também influencia a especificidade do teste. Portanto, os testes devem ser interpretados à luz das manifestações clínicas. Raros casos de atividade de ADAMTS13 inferior a 5% determinados por Imunoblot também têm sido reportados durante episódios agudos de Stx-SHU, mas não em remissão[23].

Durante a epidemia de Stx-SHU por *Escherichia coli* 014ÇH4 ocorrida na Alemanha em 2011, Dr. Kremer detectou atividade de ADAMTS13 < 5% em dois de seis pacientes com sintomas neurológicos[12]. Um deles posteriormente recaiu, sugerindo PTT idiopática em vez de Stx-SHU.

Há alguma razão para o monitoramento da ADAMTS13 no manuseio da PTT (como por exemplo, para iniciar ou suspender os procedimentos de troca plasmática ou adicionar outra intervenção quando houver evidentes sintomas ou súbita piora na resposta clínica ao tratamento)?

A decisão acerca do início dos procedimentos de troca plasmática, monitoramento da resposta e/ou quando suspender os procedimentos, ainda devem ser baseados em observação clínica e parâmetros laboratoriais como a contagem de plaquetas e sinais de hemólise. Apesar de pacientes com atividade da ADAMTS13 inferior a 10% e com anticorpos anti-ADAMTS13 (com ou sem capacidade inibitória) terem maior probabilidade de apresentar recaída da PT[10,24] do que pacientes sem deficiência enzimática e/ou anticorpos, não há intervenções descritas para prevenir recorrências.

Uma vez que a deficiência da ADAMTS13 pode persistir mesmo sem trombocitopenia ou anemia hemolítica microangiopática, o seu achado isolado não justifica procedimentos de troca plasmática na ausência de sinais clínicos e sintomas. Experiência clínica em pacientes com ADAMTS13 inferior a 5% e presença de inibidores sugere que haja a necessidade de evento agudo para precipitar o aparecimento da PTT. Assim, a determinação isolada da

ADAMTS13 não justifica a indicação de procedimentos de troca plasmática. No Reino Unido, França e Itália, esses pacientes têm sido tratados preventivamente com o uso do Rituximab, anticorpo monoclonal anti-CD20[25].

Troca plasmática no manuseio da PTT

O alto índice de mortalidade da PTT foi drasticamente reduzido após introdução da terapia com plasma. A intolerância à infusão de grandes volumes de plasma em alguns pacientes com PTT, levou ao uso de troca plasmática ao invés da simples infusão, uma vez que o procedimento permite que volumes iguais de plasma possam ser removidos e infundidos. Em estudo controlado e randomizado em 1991, o Grupo Canadense de Aférese (CAG) demonstrou que a sobrevida de pacientes com PTT tratados com troca plasmática (TP) foi superior aos de pacientes tratados com infusão simples de plasma (78% × 49%)[6]. Do mesmo modo, resultados comparáveis foram observados em estudo de 108 pacientes com PTT tratados com corticosteroides, isoladamente ou em combinação com troca plasmática[26]. Como resultado desses estudos, a TP se estabeleceu como terapia de primeira linha no tratamento da PTT.

Publicação subsequente do CAG demonstrou que pacientes oligúricos ou anúricos, não elegíveis para randomização do estudo de 1991 e tratados com troca plasmática, tiveram sobrevida similar aos pacientes que participaram do estudo controlado e randomizado[27].

Uma vez que a PTT tem frequência inferior a 20 casos por milhão de habitantes, apenas estudos multicêntricos com envolvimento de número adequado de pacientes e com poder estatístico têm permitido a coleta de informações epidemiológicas e laboratoriais significativas.

Exemplo disso foi a demonstração pelo CAG através de estudo ocorrido entre 1982 e 1995 sobre a frequência de cada um dos cinco achados clássicos de PTT, ou a pêntade de apresentação: trombocitopenia = 100%, anemia = 100%, sinais neurológicos = 64%, febre = 22% e envolvimento renal = 18%. Além disso, seguimento de mais de dez anos do CAG mostrou que mais de um terço dos pacientes que sobrevivem apresentaram pelo menos uma vez recaída da doença. Não há padrão de frequência e de intervalo entre as recaídas nem está definido o papel da esplenectomia em prevenir recaídas. Os pacientes permanecem em risco de morte em cada episódio de recaída da mesma forma que na apresentação inicial.

Avanços no conhecimento da fisiopatologia da PTT têm favorecido refinamento na terapia da doença e na melhora dos índices de morbidade e mortalidade. A descoberta do Fator de von Willebrand (VWF) como parte da histopatologia do trombo intravascular na PTT[28] foi acompanhada pelo achado da presença de multímeros de altíssimo peso molecular do VWF no plasma de quatro pacientes com a forma crônica da doença durante a remissão.[9,29] Esses achados não foram observados no plasma de pacientes com a forma aguda da doença.

Comparado com plasma fresco congelado (PFC), plasma pobre em crioprecipitado contém níveis reduzidos de multímeros de altíssimo peso molecular do VWF, conferindo-lhe vantagem teórica na capacidade de restaurar o desequilíbrio nas formas multiméricas do VWF visto na PTT. De fato, investigações iniciais utilizando plasma pobre em crioprecipitado como fluido de reposição na PTT mostrou benefícios superiores[27]. Estudo controlado foi desenvolvido com o objetivo de comparar plasma pobre em crioprecipitado com PFC no tratamento da PTT. O estudo havia sido planejado para envolver 236 pacientes. Infelizmente, o estudo foi interrompido precocemente. Com apenas 52 pacientes incluídos no estudo, a vantagem do plasma pobre em crioprecipitado não pode ser observada[30].

Parâmetros laboratoriais coletados pelo CAG demonstraram várias observações consistentes em amostras de pacientes com formas adquiridas da PTT: presença de formas normais dos multímeros do FVW; níveis normais de ADAMTS13 em 40%-50% dos pacientes; ausência de anticorpo dirigido contra a ADAMTS13 em mais de 33% dos pacientes tratados; e persistência do anticorpo (quando presente) por até seis meses de seguimento, mesmo com contagem plaquetária normal.

A presença de anticorpo anti-CD36 no plasma de pacientes com PTT foi outro achado laboratorial observado. O CD36 é glicoproteína de membrana presente nas plaquetas, monócitos e na microvasculatura endotelial. Dentre as amostras de pacientes com PTT testadas, 85% apresentaram anti-CD36 positivo[31]. Do mesmo modo, plasma de 11 pacientes com Síndrome Hemolítico-Urêmica (SHU) foram reativas com CD36, o qual parece compartilhar homologia estrutural com a verotoxina da *E. coli* 0157:H7. A reatividade cruzada destes anticorpos com antígenos de plaquetas e células endoteliais pode resultar em complicações trombóticas e dano vascular visto tanto na PTT quanto na SHU[31].

Qual é a terapia ideal para PTT?

A terapia ideal da PTT ainda é baseada em troca plasmática. Deve ser realizada a troca diária de pelo menos 1 volume plasmático (VP) por PFC por período de 5-7 dias. Eventualmente, nos três primeiros dias a troca pode ser de 1,5 volume plasmático por dia. A resposta com este regime ocorrerá em 85%-

90% dos pacientes. Para aqueles que não respondem a essa terapia, é necessário associar terapia adjuvante a drogas, associadas ou não à esplenectomia. A experiência atual com Rituximab tem demonstrado redução da mortalidade nos casos refratários para níveis inferiores a 8%.

Quais parâmetros clínicos ou laboratoriais devem ser utilizados para determinar quando descontinuar a troca plasmática?

Atualmente, o melhor marcador laboratorial é a contagem plaquetária. O aumento progressivo e sustentando da plaquetometria ditará o momento de descontinuar o tratamento.

Terapias adjuvantes no manuseio da PTT adquirida, associada com deficiência grave de ADAMTS 13?

Existem evidências suficientes que justifiquem a introdução concomitante de terapia imunossupressora à troca plasmática para reduzir os níveis de falência ao tratamento?

Com relação à utilização de corticosteroides no tratamento da PTT, os dados são limitados. Estudo realizado por Bell e cols. comparou 54 pacientes com PTT/SHU tratados com troca plasmática + corticosteroides (200 mg de prednisona ao dia) *vs.* 54 pacientes tratados com corticosteroides isoladamente[26]. A interpretação do estudo foi dificultada pelo fato de que, durante o estudo, 24 pacientes do grupo tratado apenas com corticosteroides foram desviados para o grupo com troca plasmática. Embora a sobrevida tenha sido igual nos dois grupos (70/79 = 90% *vs.* 28/30 = 93% para terapia combinada *vs.* corticosteroides isolado, respectivamente), a intenção de tratar pode ter causado o viés que gerou a evolução equivalente em favor do braço com corticosteroides. Os Corticosteroides podem ajudar pacientes com PTT a atingir a remissão.

Três estudos apresentados pelo Dr. George resultaram em diferentes conclusões com relação à utilização clínica do Rituximab na PTT. No primeiro estudo, 40 pacientes (34 dos quais estavam em seu primeiro episódio de PTT) tratados com Rituximab + Metilprednisolona (1,0 g por dia por três dias) foram comparados com 40 pacientes de controle histórico obtidos do ano anterior. Não houve diferença na mortalidade nos dois grupos (estudo = 3 e controle = 2) nem no número de dias de troca plasmática para se alcançar remissão (16,5 dias *vs.* 18 dias). No entanto, houve diferença significativa na frequência de recaída (3/37: 11% no grupo estudo *vs.* 21/38: 55% no grupo controle; p = 0,001)[25]. Essa alta frequência de recaída no grupo controle pode sugerir viés na seleção retrospectiva desses pacientes.

O segundo estudo comparou 57 pacientes pertencentes a controle histórico com 22 pacientes com níveis de ADAMTS13 inferior a 10%[32]. Dos 22 pacientes estudados, 19 estavam em seu primeiro episódio de PTT e foram tratados com Rituximab nos dias 1, 3, 7, e 14, caso fossem considerados refratários ao tratamento habitual (definido com incremento plaquetário inferior a duas vezes a contagem inicial após quatro procedimentos de troca plasmática + corticosteroides) ou se tivessem exacerbação da doença. Pacientes que receberam Rituximab atingiram remissão em intervalo inferior de tempo e apresentaram menor número de recaídas no primeiro ano. Entretanto, não houve diferença significativa em seguimento maior de tempo (mediana de *follow-up* de 33 e 35 meses, respectivamente; p = 0,68).

Outro estudo reviu 68 pacientes consecutivos com deficiência de ADAMTS13 (atividade inferior a 10% no primeiro episódio). De dez pacientes tratados com Rituximab devido refratariedade da doença ou exacerbação precoce, nove sobreviveram. Um paciente recaiu após 31 meses. Não houve diferença estatística na sobrevida livre de recaída (p = 0,166) entre todos os pacientes que sobreviveram (nove tratados com Rituximab e 46 controles), indicando que corticosteroides e Rituximab podem ser efetivos em diminuir a duração do período de troca plasmática até obtenção da remissão. Rituximab pode ainda ser eficaz em retardar ou prevenir novas recaídas.

A eficácia do uso de corticosteroides e de Rituximab tem sido suportada pela observação de que a frequência de complicações relacionadas com o procedimento de troca plasmática tem diminuído nos últimos anos, possivelmente relacionado com o aumento no uso de corticosteroides e Rituximab e consequentemente a diminuição, na duração da terapia com troca plasmática necessária para atingir remissão prolongada[33].

Estudo de série de casos descreveu o uso de ciclosporina como terapia adjuvante inicial no tratamento de PTT[34]. Esse estudo sugere que, comparado com corticosteroides, o uso de ciclosporina pode diminuir o tempo para atingir remissão e a ocorrência de exacerbações. Os pacientes receberam ciclosporina por seis meses. No entanto, a eficácia da prevenção da recaída não ficou comprovada.

Os resultados obtidos com esplenectomia em PTT refratária ou com recaídas frequentes têm sido variados. Kramer e cols. reportaram diminuição do número de recaídas após esplenectomia[35]. É possível que a retirada do baço possa resultar em diminuição da massa de linfócitos B capazes de formar autoanticorpos.

Outras terapias adjuvantes como ciclosporina, vincristina, bortezomib ou troca plasmática duas vezes ao dia são pouco estudadas, mas podem ser utilizadas quando houver falha na obtenção de resposta. Embora agentes antiplaquetários, como aspirina e dipiridamol tenham sido utilizados como terapia adjuvante, seu uso deve ser limitado a pacientes com indicações neurológicas específicas, como acidente vascular cerebral ou ataque isquêmico transitório[6].

Quais são os riscos e benefícios da transfusão profilática de plaquetas em PTT?

A relutância em transfundir plaquetas em pacientes com PTT ativa foi baseada em relatos de evolução desfavorável em pacientes transfundidos na era anterior ao tratamento efetivo com troca plasmática. Estudo retrospectivo reviu a evolução de 54 pacientes com PTT com atividade ADAMTS13 inferior a 10%[36]. De 54 pacientes avaliados, 33 (61%) receberam transfusão de concentrado de plaquetas. Ocorreram um total de oito óbitos (24%) em decorrência de trombose, cinco em pacientes que receberam transfusão de plaquetas e três em pacientes não transfundidos com plaquetas. A frequência de morte e de eventos neurológicos graves não foi diferente entre os dois grupos (p = 0,971 e p = 0,190, respectivamente). Dr. George concluiu que a transfusão de plaquetas em pacientes com PTT ativa deve ser indicada quando razões apropriadas estiverem presentes, tais como trombocitopenia com sangramento grave e aparente e na prevenção de sangramento durante procedimentos cirúrgicos que envolvam alto risco de sangramento. A implantação de cateter venoso central não deve ser considerada como procedimento cirúrgico com risco aumentado de sangramento que justifique transfusão de concentrado de plaquetas nesses pacientes.

Manuseio da PTT congênita *(Upshaw-Schulman Syndrome, USS)*

Quais são as diferenças na USS?

Mutações genéticas no gene da ADAMTS13 levam a deficiência grave da enzima (< 10% de atividade)[8]. Geralmente, ambos os alelos são afetados causando redução da secreção ou da função catalítica da enzima[37]. Até o momento, não existe correlação definida entre o genótipo e o fenótipo clínico da USS. Inicialmente, achava-se que a forma congênita da PTT se iniciava na infância ou adolescência. No entanto, estudos mais recentes têm demonstrado que a USS pode ocorrer mais tardiamente, durante a vida adulta. Assim a USS pode ser classificada em dois grupos: forma com início precoce (< 18 anos de idade) e forma com início tardio (> 18 anos de idade)[38]. Os pacientes com a forma de início precoce podem permanecer assintomáticos por longos períodos ou apresentar episódios não explicados de trombocitopenia e/ou anemia. Ou seja, a doença pode não ser reconhecida como USS até que quadro mais clássico de anemia hemolítica microangiopática, trombocitopenia e envolvimento de múltiplos órgãos seja observado em decorrência de fator desencadeante (ex.: infecção). Na forma de início mais tardio, geralmente também há evento desencadeante (ex.: gravidez). Portanto, embora o diagnóstico de USS seja feito quando a atividade da ADAMTS13 esteja inferior a 10%, a síndrome clínica pode ser dependente da atividade basal da enzima. Isto é semelhante à apresentação da hemofilia onde a severidade clínica se correlaciona com o nível de fator VIII. Assim, pacientes com USS e atividade basal de ADAMTS13 inferior a 2% podem apresentar PTT logo na infância (forma de início precoce) e pacientes com atividade basal entre 3-9% podem desenvolver PTT somente quando expostos a fatores desencadeantes (infecção, gravidez, estresse) e pertencerem ao grupo de início mais tardio[39].

Há alguma terapia alternativa à infusão de plasma para evitar sobrecarga de volume e/ou outros efeitos adversos da terapia com plasma?

A enzima ADAMTS13 está presente no PFC, plasma simples, plasma pobre em crioprecipitado e no próprio crioprecipitado[40]. A quantidade de ADAMTS13 é semelhante em todos esses hemocomponentes, exceto no crioprecipitado onde a quantidade da enzima é pouco maior[40].

No Reino Unido, vários pacientes pediátricos com USS são tratados com concentrados de FVIII de pureza intermediária na dose de 15-30 U/kg[41]. As vantagens do concentrado de fator VIII são: baixo volume; produto submetido à inativação viral; e possibilidade de ser administrado profilaticamente em regime domiciliar[41]. Assim, o crioprecipitado pode ser utilizado com menor risco de sobrecarga de volume quando comparado com infusões de plasma.

Pacientes com USS desenvolvem aloanticorpos?

Muitos pacientes com USS têm sido reportados na literatura. Até o momento não há descrição de paciente que tenha desenvolvido aloanticorpo levando à baixa resposta após terapia com plasma. No Japão, em seguimento sistemático de 43 pacientes com USS, não foi observado o desenvolvimento de anticorpos inibitórios pelo método de *Bethesda*[38]. No entanto, sete dos 43 pacientes tinham anticorpos da classe IgG contra ADAMTS13 detectados por ELISA. O significado clínico desse achado não é conhecido, uma vez que nenhum dos pacientes se tornou refratário ao tratamento com infusão de plasma.

Como manusear outras deficiências congênitas (ex.: deficiência de algum fator do complemento – aSHU)?

A Síndrome Hemolítico-Urêmica atípica (aSHU) é caracterizada pela presença de anemia hemolítica microangiopática, trombocitopenia, nível normal de ADAMTS13 e insuficiência renal aguda. Assim como a USS, a aSHU é doença heterogênea, pode se iniciar em qualquer idade e é causada por defeito na regulação do complemento em mais de 50% dos pacientes. Mutações têm sido identificadas em genes que codificam reguladores do complemento, ativadores do complemento e trombomodulina, glicoproteína anticoagulante que desemprenha um papel na inativação de C3a e C5a. Também tem sido identificada a presença de autoanticorpos dirigidos contra o fator H do Complemento em 5-10% dos casos.

O diagnóstico inicial não é muito fácil a não ser que haja histórico familiar de aSHU. Por isso, a maioria dos pacientes são inicialmente diagnosticados como PTT e iniciam terapia com troca plasmática. A resposta à troca plasmática geralmente é boa no que se refere à anemia hemolítica microangiopática e trombocitopenia (quadro hematológico); no entanto, a insuficiência renal pode não responder ao tratamento ou ter resposta parcial. O diagnóstico de aSHU é sugerido após observação de nível normal ou apenas levemente diminuído na atividade da ADAMTS13. A investigação da presença de defeito na via do complemento é limitada a poucos laboratórios de pesquisa, e somente 50% dos pacientes são identificados como tendo tais defeitos. De acordo com o Grupo Europeu de SHU, plasma deve ser dado na dose de 20-30 mL/kg; troca plasmática (1,5 volume plasmático) deve ser realizada diariamente por 5 dias e gradualmente retirada[42]. Eculizumab, anticorpo monoclonal contra C5, licenciado pelo FDA para tratamento da aSHU refratária que não respondeu à terapia com plasma. Em geral, os pacientes são tratados com 300-600 mg/semana e resposta é vista dentro de 48 horas. Estudos clínicos estão em andamento para melhor avaliar a eficácia do Eculizumab no controle da aSHU.

Futuras direções e pesquisas

Quais pesquisas são necessárias para melhorar o entendimento da fisiopatologia e evolução da PTT?

Modelos animais têm representado fonte valiosa para o entendimento da fisiopatologia e tratamento da PTT e SHU. Esses modelos incluem camundongos deficientes[39] e *knockout* para ADAMTS13[43]. No entanto, ainda há falta de entendimento na variabilidade na apresentação e curso clínico da PTT. Parte da variabilidade pode ser devido à ausência de critérios diagnósticos estabelecidos de PTT, sem o qual alguns clínicos têm dificuldade em confirmar o diagnóstico de PTT e acabam operando com base no diagnóstico de exclusão. A heterogeneidade da PTT pode resultar de fatores variados pouco entendidos como alterações do endotélio, dos glóbulos vermelhos, do complemento e leucócitos na patogênese da trombose microvascular. Novas pesquisas com modelos animais são necessárias para elucidar fatores patogênicos na PTT.

O uso de ADAMTS13 terá papel no tratamento da PTT?

ADAMTS13 funcional recombinante[44] tem demonstrado capacidade de suplantar o efeito inibitório do autoanticorpo dirigido contra ADAMTS13[45] e de corrigir os achados da PTT em camundongos[43]. Similar ao uso de FVIII porcino no tratamento da hemofilia, formas de ADAMTS13 que não são afetadas por anticorpos têm sido exploradas e podem oferecer vantagem sobre a forma humana.

A reposição da atividade de ADAMTS13, considerada terapia alternativa na PTT, poderá prevenir a formação de microtrombos plaquetas/VWF visto na PTT?

Agentes experimentais têm sido explorados com o objetivo de inibir a ligação do VWF à glicoproteína plaquetária Ib e prevenir a trombose microvascular na PTT. Ácido aurintricarboxílico (ATA), que interage com o VWF e bloqueia sua ligação à glicoproteína plaquetária Ib[46,47] e agregação plaquetária[46,48], foi considerado há alguns anos. O Aptamer ARC1779 é um ácido oligonucleico que se liga ao domínio A1 do VWF e também inibe a agregação plaquetária[49,50]. ARC1799 tem sido utilizado com sucesso em conjunto com troca plasmática em alguns pacientes[51,52]. Nanocorpos, fragmentos funcionais de anticorpos, estão em estudos clínicos Fase II como terapia adjuvante da troca plasmática[53]. Também tem sido sugerido o papel da N-acetilcisteína, a qual foi demonstrado ser capaz de reduzir o tamanho e atividade do VWF em plasma humano, e reverter sintomas de PTT em um modelo de camundongos deficientes de ADAMTS13[54]. Estudo clínico utilizando N-acetilcisteina como terapia adjunta da troca plasmática no tratamento da PTT, tem sido considerado. A Tabela 5.3 apresenta as terapias adjuvantes/alternativas potenciais para PTT.

Tabela 5.3 – Terapias adjuvantes/alternativas potenciais para PTT

Agente	Mecanismo de ação
ADAMTS13 recombinante	Aumento da atividade da ADAMTS13 em clivar multímeros ULVWF
Ácido aurintricarboxílico	Bloqueio da ligação do VWF com a glicoproteína Ib
ARC1779	Bloqueio da ligação do VWF com a glicoproteína Ib
Nanocorpos	Bloqueio da ligação do VWF com a glicoproteína Ib
N-acetilcisteína	Aumento da degradação dos multímeros

A troca plasmática ainda será a terapia de primeira escolha na PTT nos próximos cinco anos?

Devido ao tempo necessário para tornar novas drogas como terapia alternativa promissora na PTT, troca plasmática permanecerá a terapia de primeira escolha na PTT nos próximos cinco anos.

CONCLUSÃO

Muitas questões ainda permanecem sem resposta com relação a fisiopatologia e tratamento da PTT. Modelos animais certamente ajudarão a elucidar essas questões. Há necessidade de se entender a imprevisível variabilidade clínica em pacientes com PTT. Novas terapias farmacêuticas promissoras têm sido exploradas e que podem representar terapias alternativas adjuntas à troca plasmática.

REFERÊNCIAS BIBLIOGRÁFICAS

1. Marconi M. Separazione per centrifugazione: presuposti teorici. Bolletino di Aggiornamento della Societá Italiana di Emaferesi, 1:132-42,1985.
2. Schwartz J, Winters JL, Padmanabhan A, Balogun RA, Delaney M, Linenberger ML, Szcepiorkowski ZM, Williams ME, Wu Y, Shaz BH. Guidelines on the Use of Therapeutic Apheresis in Clinical Practice—Evidence-Based Approach from the Writing Committee of the American Society for Apheresis: The Sixth Special Issue. Journal of Clinical Apheresis 28:145–284 (2013).
3. Sarode R, Bandarenko N, Brecher ME, Kiss JE, Marques MB, Szczepiorkowski ZM, Winters JL. Thrombotic Thrombocytopenic Purpura: 2012 American Society for Apheresis (ASFA) Consensus Conference on Classification, Diagnosis, Management, and Future Research. J. Clin. Apheresis 29:148–167, 2014.
4. Tsai HM, Lian EC. Antibodies to von Willebrand factor-cleaving protease in acute thrombotic thrombocytopenic purpura. N Engl J Med 1998;339:1585–1594.

5. Furlan M, Robles R, Galbusera M, Remuzzi G, Kyrle PA, Brenner B, Krause M, Scharrer I, Aumann V, Mittler U, Solenthaler M, Lammle B. von Willebrand factor-cleaving protease in thrombotic thrombocytopenic purpura and the hemolytic-uremic syndrome. N Engl J Med 1998;339:1578–1584.

6. Rock GA, Shumak KH, Buskard NA, Blanchette VS, Kelton JG, Nair RC, Spasroff RA. Comparison of plasma exchange with plasma infusion in the treatment of thrombotic thrombocytopenic purpura. Canadian Apheresis Study Group. N Engl J Med 1991;325:393–397.

7. George JN. How I treat patients with thrombotic thrombocytopenic purpura: 2010. Blood 2010;116:4060–4069.

8. Levy GG, Nichols WC, Lian EC, Foroud T, McClintick JN, McGee BM, Yang AY, Siemieniak DR, Stark KR, Gruppo R, Sarode R, Shurin SB, Chandrasekaran V, Stabler SP, Sabio H, Bouhassira EE, Upshaw JD, Ginsburg D, Tsai HM. Mutations in a member of the ADAMTS gene family cause thrombotic thrombocytopenic purpura. Nature 2001;413:488–494.

9. Moake JL, Rudy CK, Troll JH, Weinstein MJ, Colannino NM, Azocar J, Seder RH, Hong SL, Deykin D. Unusually large plasma factor VIII: von Willebrand factor multimers in chronic relapsing thrombotic thrombocytopenic purpura. N Engl J Med 1982;307:1432–1435.

10. Kremer Hovinga JA, Vesely SK, Terrell DR, Lämmle B, George JN. Survival and relapse in patients with thrombotic thrombocytopenic purpura. Blood 2010;115:1500–1511; quiz 1662.

11. Zheng XL, Kaufman RM, Goodnough LT, Sadler JE. Effect of plasma exchange on plasma ADAMTS13 metalloprotease activity, inhibitor level, and clinical outcome in patients with idiopathic and nonidiopathic thrombotic thrombocytopenic purpura. Blood 2004;103:4043–4049.

12. Kremer Hovinga JA, Lämmle B. Role of ADAMTS13 in the pathogenesis, diagnosis, and treatment of thrombotic thrombocytopenic purpura. Hematol Educ Program Am Soc Hematol Am Soc Hematol Educ Program 2012;2012:610–616.

13. Siedlecki CA, Lestini BJ, Kottke-Marchant KK, Eppell SJ, Wilson DL, Marchant RE. Shear-dependent changes in the three-dimensional structure of human von Willebrand factor. Blood 1996;88:2939–2950.

14. Studt J-D, Böhm M, Budde U, Girma J-P, Varadi K, Lämmle B. Measurement of von Willebrand factor-cleaving protease (ADAMTS -13) activity in plasma: a multicenter comparison of different assay methods. J Thromb Haemost 2003;1:1882–1887.

15. Tripodi A, Peyvandi F, Chantarangkul V, Palla R, Afrasiabi A, Canciani MT, Chung DW, Ferrari S, Fujimura Y, Karimi M, Kokame K, Kremer Hovinga JA, Lammle B, de Meyer SF, Plaimauer B, Vanhoorelbeke K, Varadi K, Mannucci PM. Second international collaborative study evaluating performance characteristics of methods measuring the von Willebrand factor cleaving protease (ADAMTS-13). J Thromb Haemost 2008;6:1534–1541.

16. Fontana S, Kremer Hovinga JA, Studt J-D, Alberio L, Lämmle B, Taleghani BM. Plasma therapy in thrombotic thrombocytopenic purpura: review of the literature and the Bern experience in a subgroup of patients with severe acquired ADAMTS-13 deficiency. Semin Hematol 2004;41:48–59.

17. Meyer SC, Sulzer I, Lämmle B, Kremer Hovinga JA. Hyperbilirubinemia interferes with ADAMTS-13 activity measurement by FRETS-VWF73 assay: diagnostic relevance in patients suffering from acute thrombotic microangiopathies. J Thromb Haemost 2007;5:866–867.

18. Eckmann CM, De Laaf RTM, Van Keulen JM, Van Mourik JA, De Laat B. Bilirubin oxidase as a solution for the interference of hyperbilirubinemia with ADAMTS-13 activity measurement by FRETS-VWF73 assay. J Thromb Haemost 2007;5:1330-1331.

19. Kremer Hovinga JA, Zeerleder S, Kessler P, Romani de Wit T, van Mourik JA, Hack CE, ten Cate H, Reitsma PH, Wuillemin WA, Lammle B. ADAMTS-13, von Willebrand factor and related parameters in severe sepsis and septic shock. J Thromb Haemost JTH 2007;5:2284–2290.

20. Martin K, Borgel D, Lerolle N, Feys HB, Trinquart L, Vanhoorelbeke K, Deckmyn H, Legendre P, Diehl JL, Brauch D. Decreased ADAMTS-13 (A disintegrin-like and metalloprotease with thrombospondin type 1 repeats) is associated with a poor prognosis in sepsis-induced organ failure. Crit Care Med 2007;35:2375–2382.

21. Bockmeyer CL, Claus RA, Budde U, Kentouche K, Schneppenheim R, Lösche W, Reinhart K, Brunkhorst FM. Inflammation-associated ADAMTS13 deficiency promotes formation of ultra-large von Willebrand factor. Haematologica 2008;93:137–140.

22. Ono T, Mimuro J, Madoiwa S, Soejima K, Kashiwakura Y, Ishiwata A, Takano K, Ohmori T, Sakata Y. Severe secondary deficiency of von Willebrand factor-cleaving protease (ADAMTS13) in patients with sepsis-induced disseminated intravascular coagulation: its correlation with development of renal failure. Blood 2006;107:528–534.

23. Hunt BJ, Lämmle B, Nevard CH, Haycock GB, Furlan M. von Willebrand factor-cleaving protease in childhood diarrhoea-associated haemolytic uraemic syndrome. Thromb Haemost 2001; 85:975–978.

24. Peyvandi F, Lavoretano S, Palla R, Feys HB, Vanhoorelbeke K, Battaglioli T, Valsecchi C, Canciani MT, Fabris F, Zver S, Reti M, Mikovic M, Giuffrida G, Laurenti L, Mannucci PM. ADAMTS13 and anti-ADAMTS13 antibodies as markers for recurrence of acquired thrombotic thrombocytopenic purpura during remission. Haematologica 2008;93:232–239.

25. Scully M, McDonald V, Cavenagh J, Hunt BJ, Longair I, Cohen H, Machin SJ. A phase 2 study of the safety and efficacy of rituximab with plasma exchange in acute acquired thrombotic thrombocytopenic purpura. Blood 2011;118:1746–1753.

26. Bell WR, Braine HG, Ness PM, Kickler TS. Improved survival in thrombotic thrombocytopenic purpura-hemolytic uremic syndrome. Clinical experience in 108 patients. N Engl J Med 1991;325:398–403.
27. Rock G, Shumak K, Kelton J, Blanchette VS, Buskard N, Nair R, Spasoff R. Thrombotic thrombocytopenic purpura: outcome in 24 patients with renal impairment treated with plasma exchange. Canadian Apheresis Study Group. Transfusion (Paris) 1992;32:710–714.
28. Asada Y, Sumiyoshi A, Hayashi T, Suzumiya J, Kaketani K. Immunohistochemistry of vascular lesion in thrombotic thrombocytopenic purpura, with special reference to factor VIII related antigen. Thromb Res 1985;38:469–479
29. Byrnes JJ, Moake JL. Thrombotic thrombocytopenic purpura and the haemolytic-uraemic syndrome: evolving concepts of pathogenesis and therapy. Clin Haematol 1986;15:413–442.
30. Rock G, Anderson D, Clark W, Leblond P, Palmer D, Sternbach M, Sutton D, Wells G, Canadian Apheresis Group, Canadian Association of Apheresis Nurses. Does cryosupernatant plasma improve outcome in thrombotic thrombocytopenic purpura?. No answer yet. Br J Haematol 2005;129:79–86.
31. Tandon NN, Rock G, Jamieson GA. Anti-CD36 antibodies in thrombotic thrombocytopenic purpura. Br J Haematol 1994;88: 816–825.
32. Froissart A, Buffet M, Veyradier A, Poullin P, Provt F, Malot S, Schwarzinger M, Galicier L, Vanhille P, Vernant JP, Bordessoule D, Guidet B, Azoulay E, Mariotte E, Rondeau E, Mira JP, Wynckel A, Clabault K, Choukroun G, Presne C, Pourrat J, Hamidou M, Coppo P. Efficacy and safety of firstline rituximab in severe, acquired thrombotic thrombocytopenic purpura with a suboptimal response to plasma exchange. Experience of the French Thrombotic Microangiopathies Reference Center. Crit Care Med 2012;40:104–111.
33. Som S, Deford CC, Kaiser ML, Terrell DR, Kremer Hovinga JA, Lämmle B, et al. Decreasing frequency of plasma exchange complications in patients treated for thrombotic thrombocytopenic purpura-hemolytic uremic syndrome, 1996 to 2011. Transfusion (Paris) 2012;52:2525-2532; quiz 2524.
34. Cataland SR, Jin M, Ferketich AK, Kennedy MS, Kraut EH, George JN, et al. An evaluation of cyclosporin and corticosteroids individually as adjuncts to plasma exchange in the treatment of thrombotic thrombocytopenic purpura. Br J Haematol 2007;136:146–149.
35. Kremer Hovinga JA, Studt J-D, Demarmels Biasiutti F, Solenthaler M, Alberio L, Zwicky C, et al. Splenectomy in relapsing and plasma-refractory acquired thrombotic thrombocytopenic purpura. Haematologica 2004;89:320–324.
36. Swisher KK, Terrell DR, Vesely SK, Kremer Hovinga JA, Lämmle B, George JN. Clinical outcomes after platelet transfusions in patients with thrombotic thrombocytopenic purpura. Transfusion (Paris) 2009;49:873–887.
37. Lotta LA, Garagiola I, Palla R, Cairo A, Peyvandi F. ADAMTS13 mutations and polymorphisms in congenital thrombotic thrombocytopenic purpura. Hum Mutat 2010;31:11–19.

38. Fujimura Y, Matsumoto M, Isonishi A, Yagi H, Kokame K, Soejima K, et al. Natural history of Upshaw-Schulman syndrome based on ADAMTS13 gene analysis in Japan. J Thromb Haemost 2011;9(Suppl1):283–301.

39. Motto DG, Chauhan AK, Zhu G, Homeister J, Lamb CB, Desch KC, Zhang W, Tsai HM, Wagner DD, Ginsburg D. Shigatoxin triggers thrombotic thrombocytopenic purpura in genetically susceptible ADAMTS13-deficient mice. J Clin Invest 2005;115:2752-2761.

40. Scott EA, Puca KE, Pietz BC, Duchateau BK, Friedman KD.Comparison and stability of ADAMTS13 activity in therapeutic plasma products. Transfusion (Paris) 2007;47:120–125.

41. Scully M, Gattens M, Khair K, Liesner R. The use of intermediate purity factor VIII concentrate BPL 8Y as prophylaxis and treatment in congenital thrombotic thrombocytopenic purpura. Br J Haematol 2006;135:101–104.

42. Waters AM, Licht C. aHUS caused by complement dysregulation: new therapies on the horizon. Pediatr Nephrol Berl Ger 2011;26:41–57.

43. Schiviz A, Wuersch K, Piskernik C, Dietrich B, Hoellriegl W, Rottensteiner H, Scheiflinger F, Schwarz HP, Muchitsch EM. A new mouse model mimicking thrombotic thrombocytopenic purpura: correction of symptoms by recombinant human ADAMTS13. Blood 2012;119:6128–6135

44. Plaimauer B, Zimmermann K, Völkel D, Antoine G, Kerschbaumer R, Jenab P, Furlan M, Gerritsen H, Lammle B, Schwartz HP, Scheiflinger F. Cloning, expression, and functional characterization of the von Willebrand factor-cleaving protease (ADAMTS13). Blood 2002;100:3626–3632.

45. Plaimauer B, Kremer Hovinga JA, Juno C, Wolfsegger MJ, Skalicky S, Schmidt M, Grillberger L, Hasslacher M, Knobl P, Ehrlich H, Scheiflinger F. Recombinant ADAMTS13 normalizes von Willebrand factor-cleaving activity in plasma of acquired TTP patients by overriding inhibitory antibodies. J Thromb Haemost 2011;9:936–944.

46. Phillips MD, Moake JL, Nolasco L, Turner N. Aurin tricarboxylic acid: a novel inhibitor of the association of von Willebrand factor and platelets. Blood 1988;72:1898–1903.

47. Weinstein M, Vosburgh E, Phillips M, Turner N, Chute-Rose L, Moake J. Isolation from commercial aurintricarboxylic acid of the most effective polymeric inhibitors of von Willebrand factor interaction with platelet glycoprotein Ib. Comparison with other polyanionic and polyaromatic polymers. Blood 1991;78:2291–2298.

48. Alevriadou BR, Moake JL, Turner NA, Ruggeri ZM, Folie BJ, Phillips MD, Schreiber AB. Hrinda ME. McIntire LV. Real-time analysis of shear-dependent thrombus formation and its blockade by inhibitors of von Willebrand factor binding to platelets. Blood 1993;81:1263–1276.

49. Diener JL, Daniel LagassO˜ HA, Duerschmied D, Merhi Y, Tanguay J-F, Hutabarat R, Gilbert J. Wagner DD. Schaub R. Inhibition of von Willebrand factor-

-mediated platelet activation and thrombosis by the anti-von Willebrand factor A1-domain aptamer ARC1779. J Thromb Haemost 2009;7:1155–1162.

50. Mayr FB, Knöbl P, Jilma B, Siller-Matula JM, Wagner PG, Schaub RG, Gilbert JC. Jilma-Stohlawetz P. The aptamer ARC1779 blocks von Willebrand factor-dependent platelet function in patients with thrombotic thrombocytopenic purpura ex vivo. Transfusion (Paris) 2010;50:1079–1087.

51. Jilma-Stohlawetz P, Gorczyca ME, Jilma B, Siller-Matula J, Gilbert JC, Knöbl P. Inhibition of von Willebrand factor by ARC1779 in patients with acute thrombotic thrombocytopenic purpura. Thromb Haemost 2011;105:545–552.

52. Cataland SR, Peyvandi F, Mannucci PM, Lämmle B, Kremer Hovinga JA, Machin SJ, Scully M. Rock G. Gilbert JC. Yang S. Wu H. Jilma B. Knoebl P. Initial experience from a doubleblind, placebo-controlled, clinical outcome study of ARC1779 in patients with thrombotic thrombocytopenic purpura. Am J Hematol 2012;87:430–432.

53. Holz J-B. The TITAN trial--assessing the efficacy and safety of an anti-von Willebrand factor Nanobody in patients with acquired thrombotic thrombocytopenic purpura. Transfus Apher Sci Off J World Apher Assoc Off J Eur Soc Haemapheresis 2012;46:343–346.

54. Chen J, Reheman A, Gushiken FC, Nolasco L, Fu X, Moake JL, Ni H, Lopez JA. N-acetylcysteine reduces the size and activity of von Willebrand factor in human plasma and mice. J Clin Invest 2011;121:593–603.

Capítulo 6

Infecções Emergentes – Vírus Zika

Simone Kashima Haddad

O vírus Zika (ZIKV) é um flavivírus emergente e foi isolado em 1947 incidentalmente em macacos Rhesus na floresta Zika em Uganda. Esta classificado na família *Flaviridae* relacionada ao vírus do Oeste do Nilo, dengue e febre amarela. A primeira evidência de infecção humana ocorreu em 1952[1]. Desde seu isolamento, casos esporádicos de infecção em humanos foram identificados na literatura até os anos 80. Entre 1964 a 1981, foram relatados somente 14 casos em humanos[2,3]. A infecção é assintomática na maioria dos indivíduos afetados e essa é a razão da dificuldade na identificação diagnóstica.

O ZIKV é transmitido para humanos após picada por mosquitos infectados do gênero *Aedes sp*, e já foram isolados vírus em várias espécies, como *Aedes hensilli, Aedes africanus, Aedes luteocephalus, Aedes polynesiensis, Aedes albopictus* e principalmente o *Aedes aegypti,* em zonas tropicais.

Somente em 2007, 60 anos após o isolamento viral, ocorreram surtos significativos, o primeiro deles na ilha Yap uma das ilhas que compõem os Estados Federados da Micronésia no Pacífico Norte. Nessa ocasião, muitos casos de doença febril associada ao exantema, conjuntivite, artralgia e artrite foram relatados, mas com características clínicas distintas da dengue. Ademais, foi estimada a infecção pelo ZIKV em 73% dos residentes de Yap[4].

Em 2013, um surto ocorreu na Polinésia Francesa, onde se estimou 19.000 casos suspeitos. De um total de 584 casos sintomáticos, 294 foram confirmados por técnicas moleculares[5].

Nos anos 2014 e 2015, o ZIKV adentrou as Américas e o espalhamento desse vírus em seis meses ocorreu por vários países das Américas do Sul e Central[6] e tornou-se uma pandemia mundial. No Brasil, as hipóteses para entrada do ZIKV se deu por ocasião de eventos esportivos internacionais, a Copa do Mundo (2014) e o Campeonato de Canoagem (2015), ambos na cidade do Rio de Janeiro. Apesar dos primeiros casos autóctones da febre Zika terem sido relatados na região Nordeste do Brasil[7], 23 estados brasileiros já apresentaram casos confirmados da infecção, tornando-se a maior epidemia causada por este vírus. Um outro aspecto observado no Brasil foi o número alarmante de casos de microcefalia e desordens neurológicas identificados no mesmo período[8].

A febre Zika é caracterizada por uma doença febril branda com sintomas como dor de cabeça, dor muscular, dor ocular, dor retrorbital, conjuntivite, linfoadenoaptia, prostração, artralgia e exantema maculopapular semelhantes aos sintomas da dengue. Os sintomas geralmente desaparecem entre 2 a 7 dias. Não há relatos de doença hemorrágica ou morte. A história natural ainda é pouco conhecida, bem como o período de incubação (período da exposição até o aparecimento dos sintomas. Contudo, o vírus já foi identificado no sangue, urina[9], saliva[10], sêmen[11] e líquido amniótico[12]. Portanto, as vias de transmissão intrauterina, perinatal e sexual têm se tornado alvo de investigação.

Após um aumento expressivo do número de casos de microcefalia no Brasil, dentre os quais 17 casos foram associados à infeção pelo ZIKV[13], esta virose se tornou um importante problema de Saúde Pública mundial. Em fevereiro de 2016, a Organização Mundial de Saúde declarou a possível associação da infecção pelo ZIKV com desordens neurológicas e malformações neonatais. Apesar dos casos de microcefalia terem sido associados à infeção pelo ZIKV, estudos de caso-controle ainda são necessários para comparar as taxas de infeção pelo ZIKV em recém-nascidos com e sem microcefalia.

Com relação à associação do ZIKV com desordens neurológicas, até 2015, apenas um caso com evidência sorológica foi associado à síndrome de Guillain-Barré[14]. Em fevereiro de 2016, um estudo com a descrição completa de 42 casos demonstrou que a infecção pelo ZIKV pode ser um fator de risco para o desenvolvimento da síndrome de Guillain-Barré[15]. Tang e colaboradores (2016) demonstraram que o ZIKV infecta células embrionárias progenitoras neurais humanas e esta infeção é capaz de produzir partículas virais infeciosas, bem como levar ao aumento da morte e desregular o ciclo celular e o processo transcricional destas células[16]. Este é o estudo inicial para o entendimento da biologia viral e estabelece uma ligação entre o ZIKV e a microcefalia.

Entretanto, muitos aspectos relacionados à fisiopatogênese da infeção ainda precisam ser esclarecidos para o entendimento dos mecanismos celulares e moleculares envolvidos nessa infeção.

Os aspectos envolvidos na transmissão transfusional desse vírus ainda são desconhecidos. Considerando que o ZIKV é transmitido pela picada de um artrópode infectado e que o vírus possui um período de viremia rápido, ele representa um risco potencial para segurança transfusional. Não há relatos que confirmem a transmissão transfusional do ZIKV. Porém, o risco transfusional para o ZIKV é eminente uma vez que há evidências de que outros arbovírus são passíveis de transmissão transfusional, como o vírus do Oeste do Nilo[17], o vírus da dengue[18-21] e o vírus Chickungunya[22]. Em 2015, dois prováveis casos de transmissão transfusional foram reportados na cidade de Campinas, no estado de São Paulo (dados não publicados).

Vários aspectos que favoreçam a transmissão transfusional são discutidos, como a presença do vírus em doadores assintomáticos e a sobrevivência e persistência viral durante o processo de estocagem e processamento do sangue e hemoderivados.

Os estudos conduzidos em doadores de sangue na Polinésia Francesa demonstraram um elevado número de doadores assintomáticos para arboviroses o que favorece o potencial de risco entre doadores de sangue[23]. Naquele local, 3% (42/1.505) das amostras de doadores assintomáticos foram positivos para o RNA viral demonstrando uma alta prevalência. Os estudos de hemovigilância foram conduzidos e não foi observada transmissão da infeção pelo ZIKV aos recipientes[24]. O teste molecular para detecção do ZIKV na triagem de doadores de sangue ainda não é preconizado.

Durante os sete primeiros dias da doença febril, o RNA viral pode ser identificado no soro ou plasma por técnicas moleculares. Entretanto, a viremia diminui com o passar dos dias e um resultado negativo entre os dias 5-7 não exclui a infecção por este arbovírus. Os anticorpos IgM podem ser detectados após 4 dias ou mais após o surgimento dos sintomas. Os anticorpos IgM persistem aproximadamente entre 2-12 semanas. É importante salientar que os anticorpos contra o ZIKV, dengue e outros flavivírus podem apresentar reação cruzada, gerando resultados falso positivos nos testes sorológicos. Outro teste sorológico empregado é o teste de neutralização (PRNT) que permite neutralizar anticorpos específicos e auxiliar na identificação do agente viral primário[25].

A implantação de métodos de redução/inativação de patógenos como complemento à testagem podem ser aplicados para inativação do ZIKV. Contudo, os métodos atualmente disponíveis estão validados somente para utilização em concentrados de plaquetas e componentes plasmáticos. Embora os testes de inativação de patógenos tenham se mostrado eficazes para outros flavívirus, como vírus do Oeste do Nilo e dengue, ainda não há informações específicas a respeito da inativação do ZIKV.

Em áreas com transmissão ativa de ZIKV, com o objetivo de diminuir o risco potencial de transmissão do vírus pela transfusão, devem ser estabelecidos programas educacionais para orientação dos doadores de sangue, bem como a avaliação da história dos doadores, diferimento dos doadores, informações pós-doação e orientações quanto ao manejo dos hemocomponentes, quarentena de hemocomponentes, testagem das doações de sangue e implantação da tecnologia de redução de patógenos[26,27]. A Associação Brasileira de Hematologia, Hemoterapia e Terapia Celular (ABHH) mantém, em seu site na internet, nota técnica atualizada sobre os riscos e procedimentos relacionados à transmissão tranfusional do Zika vírus.

REFERÊNCIAS BIBLIOGRÁFICAS

1. Dick GWA, Kitchen SF, Haddow AJ. Zika virus. I. Isolations and serological specificity. Trans R Soc Trop Med Hyg. 1952;46(5):509-20.
2. Moore DL, Causey OR, Carey DE, Reddy S, Cooke AR, Akinkugbe FM, et al. Arthropod-borne viral infections of man in Nigeria, 1964-1970. Ann Trop Med Parasitol. 1975;69(1):49-64.
3. Simpson DIHl. Zika virus infection in man. Trans R Soc Trop Med Hyg. 1964;58(4):339-48.
4. Duffy M, Chen T, Hancock T et al. Zika Virus Outbreak on Yap Island, Federated States of Micronesia. N Engl J Med. 2009;360(24):2536-43.
5. Cao-Lormeau VM. RE: Zika virus, French Polynesia, South Pacific, 2013. Emerg Infect Dis. 2014;20(11):1960.
6. Dyer O. Zika virus spreads across Americas as concerns mount over birth defects. BMJ. 2015;6983(December):h6983.
7. Zanluca C, de Melo VCA, Mosimann ALP, dos Santos GIV, dos Santos CND, Luz K. First report of autochthonous transmission of Zika virus in Brazil. Mem Inst Oswaldo Cruz. 2015;110(4):569-72.
8. Samarasekera U, Triunfol M. Concern over Zika virus grips the world. Lancet. 2016;6736(16):1-4.
9. Gourinat AC, O???Connor O, Calvez E, Goarant C, Dupont-Rouzeyrol M. Detection of zika virus in urine. Emerg Infect Dis. 2015;21(1):84-6.
10. Musso D, Roche C, Nhan T-X, Robin E, Teissier A, Cao-Lormeau V-M. Detection of Zika virus in saliva. J Clin Virol. Elsevier B.V.; 2015;68:53-5.

11. Foy BD, Kobylinski KC, Foy JLC, Blitvich BJ, da Rosa AT, Haddow AD, et al. Probable Non-Vector-borne Transmission of Zika Virus, Colorado, USA. Emerg Infect Dis. 2011;17(5):880–2.

12. Calvet1 G, Aguiarv RS, Melo AS, Sampaio SA, de Filippis I, Fabri A, et al. Case Report of detection of Zika virus genome in amniotic fluid of affected fetuses: association with microcephaly outbreak in Brazil. Lancet Infect Dis. 2016;3099(16):In press.

13. Focus NIN. Scientists probe Zika link to birth defects. :15.

14. Oehler E, Watrin L, Larre P, Leparc-Goffart I, Lastere S, Valour F, et al. Zika virus infection complicated by Guillain-Barre syndrome--case report, French Polynesia, December 2013. Euro Surveill. 2014;19(9):7–9.

15. Cao-Lormeau V, Blake A, Mons S, Lastere S, Roche C, Vanhomwegen J, et al. Guillain-Barré Syndrome outbreak caused by ZIKA virus infection in French Polynesia. Lancet. Elsevier Ltd; 2016;6736(16):In press.

16. Tang H, Hammack C, Ogden SC, Jin P. Zika Virus Infects Human Cortical Neural Progenitors and Attenuates Their Growth Brief Report Zika Virus Infects Human Cortical Neural Progenitors and Attenuates Their Growth. Stem Cell. Elsevier Inc.; 2016;1–4.

17. Pealer LN, Marfin AA, Peterson et al LR. Transmission of West Nile virus through blood transfusion in the United States in 2002. New Engl J Med. 2003;349(13):1236–45.

18. Chuang VWM, Wong TY, Leung YH, Ma ESK, Law YL, Tsang OTY, et al. Review of dengue fever cases in Hong Kong during 1998 to 2005. Hong Kong Med J. 2008;14(3):170–7.

19. Stramer SL, Linnen JM, Carrick JM, Foster GA, Krysztof DE, Zou S, et al. Dengue viremia in blood donors identified by RNA and detection of dengue transfusion transmission during the 2007 dengue outbreak in Puerto Rico. Transfusion. 2012;52(8):1657–66.

20. Sabino EC, Loureiro P, Lopes ME, Capuani L, Mcclure C, Chowdhury D, et al. Transfusion-Transmitted Dengue and Associated Clinical Symptoms During the 2012 Epidemic in Brazil. J Infect. 2015;213:1–10.

21. Matos D, Tomashek KM, Perez-Padilla J, et al. Probable and possible transfusion-transmitted dengue associated with NS1 antigen-negative but RNA confirmed-positive red blood cells. Transfusion. 2015;56(January).

22. Martini M, Marzella D, Palumbo G, Diverio D, Larocca LM. To the editor : Prospective detection of chikungunya virus in blood donors. Caribbean 2014. 2015;123(23):3679–82.

23. Aubry M, Finke J, Teissier A, Roche C, Broult J, Paulous S, et al. Seroprevalence of arboviruses among blood donors in French Polynesia, 2011-2013. Int J Infect Dis. 2015;41:11–2.

24. Musso D, Nhan T, Robin E, Roche C, Bierlaire D, Zisou K, et al. Musso D et al Risk ZIKV blood transfusion Eurosurveillance 2014. 2014;(November 2013):14–6.

25. Petersen EE, Staples JE, Meaney-Delman D, Fischer M, Ellington SR, Callaghan WM, et al. Interim Guidelines for Pregnant Women During a Zika Virus Outbreak – United States, 2016. MMWR Morb Mortal Wkly Rep. 2016;65(2):30–3.
26. FDA. Recommendations for Donor Screening , Deferral, and Product Management to Reduce the Risk of Transfusion-Transmission of Zika Virus Guidance for Industry. Fda. 2016;(February 2016).
27. Nile W. Maintaining a safe and adequate blood supply during Zika virus outbreaks. 2016;(February):1–4.

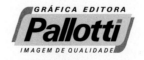

www.graficapallotti.com.br
(51) **3081.0801**